TRAITÉ

DE

L'OPÉRATION DE LA TAILLE.

TRAITÉ

DE

L'OPÉRATION DE LA TAILLE,

OU

MÉMOIRES ANATOMIQUES ET CHIRURGICAUX

SUR LES DIFFÉRENTES MÉTHODES EMPLOYÉES POUR PRATIQUER CETTE OPÉRATION.

Par Ant. SCARPA,

Professeur émérite et Directeur de la Faculté de Médecine de l'Université I. et R. de Pavie, Correspondant de l'Académie royale des Sciences de Paris, de Londres, de Berlin, de Stockholm, etc., etc., etc.

TRADUIT DE L'ITALIEN

Par C. P. OLLIVIER (d'Angers),

Docteur en Médecine de la Faculté de Médecine de Paris, Membre adjoint de l'Académie royale de Médecine, de la Société Médicale d'Émulation, de l'Athénée de Médecine de Paris, et Correspondant de la Société royale de Médecine de Marseille.

AVEC DES ADDITIONS,

Et un Mémoire du Traducteur sur la *Taille bilatérale*, contenant l'Exposé des diverses Recherches faites sur cette nouvelle méthode, les Modifications que Béclard y avait apportées, et plusieurs Dessins, dans lesquels il avait fait représenter des détails anatomiques importans à connaître dans l'exécution de ce procédé opératoire.

ORNÉ DE SEPT PLANCHES.

———

A PARIS,

CHEZ GABON ET COMPAGNIE, LIBRAIRES,

RUE DE L'ÉCOLE-DE-MÉDECINE ;

ET A MONTPELLIER, CHEZ LES MÊMES LIBRAIRES.

1826.

A LA MÉMOIRE

DE

BÉCLARD.

PRÉFACE DU TRADUCTEUR.

En publiant aujourd'hui la traduction des différens mémoires du célèbre chirurgien de Pavie sur l'Opération de la Taille, je mets à exécution un projet formé par Béclard, et qui était en partie achevé lorsque la mort vint enlever ce savant professeur au milieu des travaux importans qu'il préparait et qu'il eût ajoutés à ceux dont il a enrichi la science. Le talent supérieur avec lequel M. Scarpa a traité toutes les questions qu'il a abordées, les lumières qu'il apporta toujours dans la discussion des points de chirurgie qu'il a examinés, font apprécier suffisamment la valeur que peut avoir son opinion dans une des opérations chirurgicales les plus graves. A la vérité , ces différens Mémoires ne sont point précisément nouveaux , et quelques analyses publiées dans divers recueils scientifiques les ont fait connaître en partie ; mais, en général, on s'est moins attaché à y reproduire toutes les idées de l'auteur, qu'à combattre son opinion après l'avoir exposée avec plus ou moins de détails.

Cependant, au milieu des nombreux écrits publiés sur cette matière , il en est peu qui soient aussi dignes de remarque que ceux de M. Scarpa, et qui présentent un ensemble de faits plus propres à éclairer tout ce qui se rattache à l'Opération de la Taille. Les résultats d'une longue expérience et une connaissance approfondie de l'anatomie chirurgicale , telle est la double source où l'auteur a puisé les principes qu'il trace avec autant de clarté que de précision. Dans ces Mémoires, qui ont pour objet l'étude des divers procédés à l'aide desquels on parvient à extraire les calculs de la vessie , l'auteur, examinant ces moyens différens d'arriver au même but, a su faire concourir au perfectionnement de l'opération elle-même les notions exactes que chacun d'eux pouvait fournir. C'est ainsi que les remarques anatomiques qu'il avait faites sur la prostate, à l'occasion de la Taille latérale, ont eu une nouvelle application dans l'examen de la taille recto-vésicale, etc., etc.

Le premier Mémoire, qui traite de l'opération de la Taille latérale et de l'emploi du gorgeret tranchant d'Hawkins, dont l'auteur a modifié la forme d'une manière avantageuse, renferme des considérations très-importantes, pour la pratique de cette opération, sur la prostate et ses rapports avec le canal de l'urètre et l'orifice de la vessie. A ce sujet, M. Scarpa indique des différences que cette glande offre suivant les âges, et qui sont intéressantes à connaître sous plus d'un rapport. Il insiste sur les moindres circonstances du procédé opératoire, qu'il décrit d'une manière tellement précise, qu'une simple lecture peut en rendre l'exécution facile pour l'élève le moins exercé. Ce travail, traduit depuis long-temps en Allemagne et en Angleterre, était à-peu-près resté inconnu chez nous, malgré toute l'utilité qu'il présente.

Dans le second Mémoire, l'Auteur revient sur les avantages de la Taille latérale, compare les résultats qu'on obtient à l'aide du gorgeret d'Hawkins, modifié, à ceux auxquels on arrive en employant le lithotome caché du frère Cosme. Tous les points de pratique qu'il y discute sont exposés avec la plus grande lucidité, et les objections pressantes qu'il fait aux réflexions de M. Sam. Cooper sont basées sur des faits qui font ressortir encore mieux tous les avantages que M. Scarpa attribue à l'instrument d'Hawkins, tel qu'il l'a modifié.

C'est toujours l'Anatomie chirurgicale qui dirige l'Auteur dans le choix des moyens qu'il propose : c'est toujours elle

qui le guide dans leur exécution ; et, sous
ce rapport, le Mémoire sur la Taille hypogastrique ne renferme pas moins de
documens utiles que les précédens ; on y
trouve la description d'un espace celluleux, sur lequel on avait peu fixé l'attention des praticiens, et dont la disposition
facilite l'opération, en même temps
qu'elle en favorise l'exécution. M. Scarpa
démontre que les dangers reprochés à
cette méthode ne sont pas aussi grands
qu'on le pense communément, et qu'ils
sont encore diminués par les améliorations
qu'il a apportées au procédé opératoire.

Mais c'est surtout la Taille recto-vésicale dont M. Scarpa examine avec détail toutes les circonstances. J'ai pensé
qu'il serait utile d'exposer d'abord les différens procédés de MM. Sanson et Vacca,
afin qu'on pût mieux juger des inconvéniens que M. Scarpa attribue à cette
méthode, et du degré de fondement des
objections qu'il fait à l'opération elle-
même. Cette méthode est aujourd'hui,

comme on le sait, l'objet d'une contro-
verse assez vive entre MM. Scarpa et Vacca,
mais qu'il n'est pas de mon objet d'examiner ici. Aussi me suis-je borné à retracer fidèlement les opinions du professeur de Pavie, tout en présentant tex-
tuellement les points principaux des Mémoires de M. Vacca, qu'il s'est attaché
à réfuter. Quelle que soit l'opinion qu'on
adopte, toujours est-il certain que cette
discussion n'aura pas peu contribué à
éclairer ce point de médecine opératoire ;
et Scarpa, que ses travaux antérieurs ont
placé au premier rang parmi les Chirurgiens de notre époque, a, dans cette
occasion, rendu un service non moins
signalé à la science, que lorsqu'il en
avança les progrès en publiant ses recherches sur l'Anévrysme (1), les Her-

---

(1) *Réflexions et Observations anatomico-chirurgicales
sur l'anévrysme,* etc., trad. de l'italien par M. le professeur Delpech, un vol. in-8°., avec un atlas in-folio
de 18 planches. *Voy.* aussi les additions, brochure in-8°,
traduites par M. Ollivier. Paris, 1821.

nies (1), etc. On trouvera dans les différens Mémoires que je viens d'indiquer, beaucoup plus de détails que dans ceux qui avaient été publiés à diverses époques. Ces détails y ont été ajoutés récemment par M. Scarpa, dans une réimpression qu'il vient de faire de chacun d'eux, en les réunissant dans un Ouvrage intitulé : *Opuscoli di Chirurgia*, 2 vol. in-folio avec planches.

J'ai dit, en commençant, que cette traduction était en grande partie terminée lorsque la mort vint enlever Béclard au milieu de sa brillante carrière. A ce travail, dont il eut le premier l'idée et qu'il m'avait engagé à entreprendre, il devait joindre un mémoire sur la Taille bilatérale, qui était déjà commencé, et dont

---

(1) *Traité pratique des Hernies*, ou Mémoires anatomiques et chirurgicaux sur ces maladies, trad. de l'italien par M. le professeur Cayol, et suivi d'un supplément traduit par M. le docteur Ollivier. Un fort volume in-8°., avec un atlas in-folio de 34 planches, gravées en taille-douce,

il avait annoncé la lecture prochaine à la section de chirurgie de l'Académie Royale de Médecine. C'est afin de remplir le plus exactement possible les dernières intentions du Professeur qui m'honora d'une amitié toute bienveillante, que j'ai cru devoir ajouter à la suite de ma traduction un mémoire sur cette nouvelle méthode.

J'y ai rapporté tout ce qui a été publié sur le procédé de Celse (1), j'y ai rappelé les différentes réflexions qu'il avait suggérées

(1) En indiquant les diverses interprétations du passage où Celse fait mention de l'opération de la taille, j'ai omis de parler de l'explication donnée par M. le professeur Delpech, qui est, sous ce rapport, de la même opinion que Bromfield, Béclard, MM. Chaussier et Dupuytren. Il fait une réflexion qui vient appuyer encore davantage l'interprétation admise par ces auteurs. « Dans l'attitude que Celse donne au » malade, dit-il, les hanches ne sont apparentes que vers » la partie postérieure, et c'est de ce côté que les extré- » mités du croissant que l'incision doit représenter doivent » être dirigées : alors elles sont réellement *ad coxas spec-* » *tantes paululùm.* » On peut lire, d'ailleurs, les autres points que M. Delpech a fort savamment discutés dans l'article inséré dans la *Revue Médicale*, août 1824, p. 180.

à Béclard, et qui lui firent apporter plusieurs modifications dans l'exécution de l'opération. J'ai joint au mémoire trois dessins que lui-même avait fait exécuter d'après nature, par mon ami M. le docteur Boulland, afin de faire mieux saisir encore la disposition anatomique des parties qui sont intéressées ou qu'il faut éviter en pratiquant cette opération, dont j'ai d'ailleurs décrit avec soin tous les détails. Néanmoins, je ne présente ici qu'une ébauche très-imparfaite sans doute du travail important que ce savant Professeur eût publié, et qui devait être réuni aux autres mémoires qui composent cet Ouvrage.

TRAITÉ

DE

L'OPÉRATION DE LA TAILLE.

MÉMOIRE

SUR LA TAILLE LATÉRALE,

ET

LE GORGERET TRANCHANT D'HAWKINS.

Sɪ le chirurgien pouvait, dans l'opération de la taille périnéale chez l'homme, proportionner à son gré la longueur et la profondeur de l'incision de la prostate, ainsi que celle du col et du corps de la vessie, au volume de la pierre, il pratiquerait toujours avec certitude une ouverture suffisamment large pour saisir promptement le calcul, fût-il même assez gros, et pour l'extraire avec facilité, sans craindre de contondre ou de déchirer les parties qui doivent lui livrer passage. Mais quand le calcul est très-volumineux, on ne peut tenter son extraction par le périnée, parce que l'espace triangulaire compris entre l'arcade du pubis, la branche de l'ischion et le col de la vessie, a trop peu d'étendue ; et, d'un autre côté, l'incision de la base de la prostate et du col de la vessie ne peut être prolongée au-delà de certaines limites, sans donner lieu à une infiltration de l'urine, et, conséculivement, à des abcès et à la gangrène du tissu cellulaire sous-péritonéal, situé entre l'intestin rectum et la vessie.

On a dit que Raw extrayait des calculs volumineux par le périnée, avec la plus grande facilité et un succès constant, en incisant le corps de la vessie assez haut pour laisser le col intact ; mais cette opération est une simple conjecture d'Albinus, qui n'est appuyée sur aucun fait certain et démontré. Tous ceux qui connaissent l'histoire de la chirurgie, savent que les méthodes de Foubert et de Thomas, dont le but était le même, tombèrent promptement dans le discrédit : ils ne peuvent ignorer non plus que l'opération de la taille, pratiquée suivant la méthode de Celse, est le plus souvent suivie d'accidens très-graves, toutes les fois que le calcul est d'une grosseur telle qu'il ne peut s'engager dans l'orifice de la vessie, et le distendre ainsi que le col de l'urètre (1) ; et que,

---

(1) Il est inexact de désigner, ainsi que le font des chi-

pour l'extraire, l'incision tombe nécessairement sur la partie latérale gauche du corps de la vessie, au-dessus de la prostate.

L'anatomie chirurgicale a fait voir que jusqu'à présent le moyen le plus avantageux qu'on puisse employer pour extraire, par le périnée, des calculs d'un gros volume, consiste d'abord à pratiquer l'incision latérale de la prostate dans une étendue et à une profondeur déterminées, et à terminer ensuite l'opération en dilatant doucement et graduellement le commencement de l'urètre et l'orifice de la vessie. En effet, depuis qu'on a fait subir ces modifications importantes à l'opération de la taille périnéale, et depuis que les chirurgiens, au lieu de borner l'incision de la prostate à une petite étendue, n'ont pas craint de la diviser en entier, et de couper jusqu'à une certaine profondeur, mais non complètement, la base de cette glande, en même temps qu'une petite

---

rurgiens et des anatomistes, sous le nom de *col* de la vessie, ce qui est, à proprement parler, le *col* ou le *commencement de l'urètre*, lequel s'étend de l'orifice de la vessie compris par la prostate (per entro della prostrata) au commencement de la portion membraneuse de l'urètre, et qui n'appartient en aucune manière à la vessie. Cette inexactitude a été très-fréquemment la cause de la grande obscurité qu'on rencontre dans les descriptions de l'opération de la taille.

partie de la circonférence de l'orifice vésical; depuis, disons-nous, que ces changemens ont été introduits dans le mode opératoire, on n'a plus été obligé d'exercer une distension violente pour saisir et attirer la pierre, comme cela avait lieu dans *le grand appareil;* car il suffit d'une dilatation médiocre des parties divisées, pour extraire heureusement des calculs d'un volume assez considérable : tels sont ceux du poids de trois onces et demie, et de seize lignes dans leur petit diamètre. C'est donc avec raison qu'on regarde *le grand appareil latéralisé*, ou, pour mieux dire, la *taille latérale*, comme le le plus haut degré de perfection auquel on puisse porter l'opération de la taille périnéale.

Quelle que soit la précision avec laquelle la taille latérale ait été pratiquée, le chirurgien n'en est pas moins obligé de dilater jusqu'à un certain point l'orifice de la vessie et le commencement de l'urètre. Cette dilatation, quoique très-bornée, est toujours indispensable pour le passage d'un calcul de moyenne grosseur. A la vérité, l'orifice de la vessie d'un homme adulte s'ouvre pour ainsi dire spontanément, de manière à présenter une ouverture de cinq lignes de diamètre, ainsi qu'on peut s'en convaincre sur le cadavre, en enfonçant le bout du doigt par la cavité de la vessie dans le col de l'urètre.

Or, dans la taille latérale pratiquée dans de justes limites, on fend le corps et la base de la prostate, à la profondeur de quatre lignes ou de cinq lignes au plus, lesquelles, réunies aux cinq autres qui résultent de la dilatation naturelle de l'orifice vésical, forment une ouverture de dix ou douze lignes. Mais, chez un homme adulte, un calcul de volume ordinaire et de forme ovale a seize lignes dans son petit diamètre : or, si l'on ajoute à cette épaisseur celle des mords des tenettes, on voit que dans ce cas, quoique l'opération de la taille soit pratiquée avec la précision la plus scrupuleuse, on ne peut extraire la pierre, bien qu'elle soit d'une grosseur médiocre, si l'on n'agrandit pas de huit lignes environ l'ouverture faite par l'instrument tranchant, en dilatant peu à peu la base de la prostate et l'orifice de la vessie. Cette dilatation, opérée lentement et graduellement, ne déchire pas les parties, parce que la portion de la base de la prostate qui n'a pas été incisée, offre une résistance supérieure à celle de l'orifice de la vessie, qui est à la fois très-extensible et élastique.

Mais on doit bien se garder d'inciser dans l'étendue de huit lignes la base de la prostate ainsi que l'orifice de la vessie et une portion du corps de cet organe, afin d'éviter la distension nécessaire pour produire cet élargissement ; car l'incision, ainsi prolongée, cause une infiltration de l'urine dans le tissu cellulaire intermédiaire au rectum et à la vessie, qui donne lieu consécutivement aux abcès gangréneux, aux fistules et à d'autres accidens graves. En effet, Sharp (1) nous apprend, que dans ses premières opérations Cheselden incisait une portion du corps de la vessie, et qu'il fut obligé d'abandonner cette manière d'opérer, à cause des accidens qui résultaient de l'infiltration de l'urine entre le rectum et la vessie (2).

Les mêmes accidens ont été également signalés par Bromfield (3), et, après lui, par

---

(1) *Ricerche critiche*, cap. **V.**

(2) Cheseldenus, ut omnia tentaret, vesicam aquâ hordei implebat, quantum ægri ferre poterant; dein vesicam incidebat, sed infausto successu, propter urinam inter vesicam et partes vicinas remorantem, undè gangræna quâ, *ex decem,* *octo moriebantur.* CAMPER, *Démonst. anat.*, lib. **II**, pag. 14.

(3) *Chirurg. obs.* (*Trad. latine.*) Licet plerique chirurgi, quod sciam, glandulam prostatam per totam suam crassitiem dividere optent, ego tamen nollem factum. Dodrantem, aut paulò minus proximè ad partem urethræ membranosam satius et utilius, quàm per totam sui crassitudinem dividi pro certo habeo. Nam primo nullibi aliàs præter quam in ea parte calculo obsistitur, et vesicæ cervix citra omnem lacerationem sufficienter dilatatur. Deinde partibus citius sanandi facultatem hoc fortasse dabit, sphincter revalescente, quàm si perpetuo per eas transiret urina; licetque mihi, si foret opus, liquido

plusieurs autres habiles chirurgiens (1). Une longue expérience avait aussi démontré à Franco (2), le plus célèbre lithotomiste de son temps, tous les dangers que peut occasioner une incision trop profonde et trop étendue de la base de la prostate et de l'orifice de la vessie, et il dit à ce sujet : *Bref, il est requis de tenir médiocrité.* Comme le sommet de la prostate est la partie qui oppose le plus de résistance à l'introduction des tenettes et à l'extraction de la pierre, il faut toujours avoir l'attention, dans l'opération de la taille périnéale, de l'inciser complètement. Quant à l'incision latérale du corps et de la base de cette glande, il suffit qu'elle pénètre à la profondeur de cinq lignes dans toute son étendue, en intéressant un peu

---

jurare, nunquam post ullam mearum operationum fistulam remansisse, quod sæpe usu crescit illis qui glandulam usque ad membranosam vesicæ partem persecuerunt. Nam, tametsi aliter visum sit multis scriptoribus, fateor tamen, me non posse non putare valdè perniciosum esse partem membranosam vesicæ sauciari, et si nihil aliud affert mali, fistulas exindè orituras maximè est verosimile.

(1) L'Aphorisme d'Hippocrate (XVIII , sect, 6) sur la léthalité des plaies de la vessie, est une vérité de fait, relativement à celles qui ne laissent pas un libre cours à l'urine, et qui produisent un épanchement dans la cavité du péritoine, ou dans le tissu cellulaire intermédiaire à l'intestin rectum et à la vessie.

(2) *Traité de la Taille*, chap. XXXII.

l'orifice de la vessie, pour qu'il en résulte une ouverture suffisante pour extraire une pierre d'un volume plus qu'ordinaire, à l'aide d'une dilatation graduelle et modérée, et sans qu'on ait à craindre de contondre beaucoup, et de déchirer les bords de l'incision.

Chez les enfans, l'orifice de la vessie et la base de la prostate sont susceptibles d'une distension facile; chez les vieillards, l'orifice vésical et le col de l'urètre sont généralement beaucoup plus larges que chez les adultes. Il résulte de ces différences que, chez les premiers, il suffit d'inciser le corps et la base de la prostate seulement à deux lignes, et à une profondeur moindre de cinq lignes chez les gens âgés, pour opérer l'extraction d'un calcul de grosseur ordinaire, en ajoutant d'ailleurs une dilatation médiocre des parties. Il ne peut y avoir que les pierres assez volumineuses, dont le petit diamètre a plus de vingt lignes, qui obligent à couper latéralement toute l'épaisseur de la base de la prostate, et à pénétrer ainsi jusqu'au tissu cellulaire qui l'avoisine postérieurement, en intéressant quelquefois le corps de la vessie. Mais, comme il arrive constamment qu'une incision latérale pratiquée aussi profondément donne lieu à une infiltration urineuse, à des abcès gangréneux, ainsi qu'à des fistules entre la vessie et l'intestin rectum, il est évident qu'on ne doit jamais extraire par le périnée un calcul de cette dimension.

Il existe donc dans la taille latérale des limites qu'on ne peut pas franchir sans exposer le malade à des accidens plus graves que ceux qui résultent de la présence d'une pierre dans la vessie. Le praticien ne doit pas perdre de vue cette remarque importante, non plus que la nécessité absolue où l'on est constamment, dans cette opération, de produire une dilatation plus ou moins grande de l'orifice de la vessie et de la base de la prostate, afin d'ajouter à l'étendue de l'ouverture faite par l'instrument tranchant. Ces deux considérations réunies constituent, suivant moi, le principe fondamental de la lithotomie par la méthode latérale, et peuvent servir à apprécier la juste valeur des nombreux instrumens qu'on a proposés pour pratiquer promptement et surement cette opération.

A cette occasion, je crois devoir rappeler ici que les partisans de la méthode de Lecat (1) ont trop exagéré les avantages de la taille latérale sur le grand appareil, et plus encore l'utilité des instrumens qu'ils ont proposés pour la pratiquer : ils ont présenté ces avantages sous un aspect tel, qu'on pourrait croire, que lors-

____

(1) *Pièces concernant l'opération de la Taille*, pag. 60-100.

que la taille latérale est faite, la pierre peut sortir spontanément de la vessie, sans qu'il y ait nécessité de dilater ultérieurement.

Cheselden, qui laissa un nom célèbre dans les fastes de la Chirurgie, en créant une seconde fois la taille latéralisée, employait, pour pratiquer cette opération, un couteau de son invention, à tranchant convexe, large de quatre lignes, et monté sur un long manche. Avec ce simple instrument il incisait latéralement la prostate dans toute sa longueur, et à la profondeur de quatre ou cinq lignes ; quand cette incision était faite, il dilatait lentement et graduellement le col de l'urètre et l'orifice de la vessie, et extrayait ainsi d'assez gros calculs, sans exposer les malades à des accidens graves, consécutifs à l'opération.

Cependant, il n'est pas aussi facile qu'on pourrait le penser, surtout quand on est peu familiarisé avec cette opération, de diriger un couteau sur le col de l'urètre, et de l'inciser jusqu'au-delà de l'orifice de la vessie. On conçoit, en effet, que dans le trajet qu'on doit parcourir il est aisé de dévier quelquefois, et même beaucoup, de la direction latérale de la prostate ; qu'on ne l'incise pas toujours à la profondeur nécessaire, et particulièrement sa base, qui entoure l'orifice de la vessie. Cela peut dépendre de ce que la pointe du couteau s'arrête contre la cannelure du cathéter; ou bien de ce que le tissu de la prostate oppose ordinairement une résistance assez grande au tranchant du couteau pour le repousser du côté opposé. En outre, cette glande fuit quelquefois devant l'instrument, de telle sorte que le chirurgien croit qu'il l'a incisée assez profondément, lorsqu'il a à peine entamé sa partie antérieure, et qu'il n'a fait qu'effleurer le corps et la base de cet organe.

Ce fut pour aplanir ces difficultés, et suppléer à cette extrême dextérité que possédait Cheselden, et dont tous les chirurgiens ne sont pas également doués, que Hawkins proposa son gorgeret, qui, suivant lui, présente deux grands avantages : celui d'exécuter d'une manière invariable la taille latérale de Cheselden, et celui d'éviter constamment, pendant le cours de l'opération, que l'intestin rectum ne soit lésé ainsi que l'artère honteuse profonde.

On ne peut révoquer en doute ce dernier avantage, puisqu'il est évident que la convexité de la gouttière de l'instrument met l'intestin rectum à l'abri de toute lésion ; et comme le bord tranchant n'est pas incliné horizontalement vers la tubérosité et la branche de l'ischion, mais qu'il est tourné en haut, quand on le fait pénétrer suivant l'axe longitudinal du col de l'urètre, on ne peut craindre aucunement de blesser l'artère honteuse profonde. Quant au premier avantage de cet instrument, c'est-à-dire celui d'exécuter exactement la taille latérale de Cheselden, il faut convenir que Hawkins n'a pas atteint complètement le but qu'il s'était proposé ; car le bord tranchant de son gorgeret ne s'élève pas assez au-dessus du niveau du cathéter, pour pénétrer à une profondeur suffisante dans le tissu du corps et de la base de la prostate, et les inciser convenablement. En outre, comme ce même bord tranchant est trop tourné en haut, il n'incise pas la prostate latéralement, mais dans sa partie supérieure, qui répond au haut de la branche de l'ischion et à l'arcade du pubis, région du périnée qui est précisément la plus rétrécie et la moins favorable au passage d'une pierre contenue dans la vessie.

Enfin, j'ajouterai que l'extrémité de la gouttière a une largeur tellement disproportionnée au calibre de la portion membraneuse de l'urètre, qu'il arrive souvent que l'instrument sort de la cannelure du cathéter, par suite de la résistance qu'on éprouve à le faire pénétrer, et qu'il s'insinue alors entre la vessie et l'intestin rectum. Ce grave accident est arrivé assez fréquemment, et même à des praticiens habiles et très-exercés aux grandes opérations de la chirurgie.

Quelques années après, plusieurs chirurgiens célèbres cherchèrent à donner une nouvelle forme au gorgeret tranchant d'Hawkins ; mais ces diverses modifications n'eurent aucun résultat avantageux, parce qu'on négligea de comparer exactement la position des parties qu'on divise dans la taille latérale de Chéselden avec l'élévation et l'inclinaison du tranchant de l'instrument qu'on se proposait de perfectionner. Bell (1) diminua bien la largeur de la gouttière, mais il donna au tranchant une direction horizontale. Dessault (2), Kline, Cruikshank, conservèrent à la lame tranchante sa situation horizontale, mais ils élargirent la gouttière, firent disparaître sa concavité et la transformèrent en lame plate (3) ; de sorte

---

(1) *System of Surgery* ; t. II, pl. XIII.

(2) *Œuvres chirurg.*, t. II.

(3) Richerand, *Mém. de la Soc. méd. d'Émul.* ; t. IV : Le procédé d'Hawkins est celui avec lequel on évite le plus surement l'hémorrhagie, pourvu toutefois que l'on se serve du gorgeret de l'inventeur ; le tranchant de l'instrument tourné en haut ne peut intéresser les vaisseaux du périnée. On pourrait les ouvrir, si l'on faisait usage du gorgeret corrigé par Dessault ou par Kline. Les changemens que ces chirurgiens ont fait subir à l'instrument d'Hawkins, bien loin d'avoir ajouté à sa perfection, l'ont au contraire privé de tous ses avantages.

Deschamps, *Journ. de méd.*, t. XX : Nous avons vu le gor-

qu'ils ne firent rien autre chose que de convertir le gorgeret tranchant d'Hawkins en un couteau, qui est le moins propre de tous les instrumens employés pour la taille latérale, et qui est certainement moins sûr et moins approprié à cette opération que celui de Cheselden.

Néanmoins, les chirurgiens que je viens de citer avaient bien reconnu que la direction horizontale du tranchant de l'instrument exposait inévitablement à léser l'artère honteuse profonde, et c'est pour éviter cet accident qu'ils ont conseillé d'incliner le manche du cathéter sur l'aine droite du malade, et de faire glisser dans la cannelure du cathéter le gorgeret, incliné lui-même, de manière que son bord obtus soit tourné du côté de l'intestin rectum, et que son tranchant soit suffisamment éloigné de la tubérosité et de la branche de l'ischion, pour qu'on n'ait pas à craindre de blesser l'artère honteuse. Je sais bien qu'en se servant du couteau de Cheselden il faut également incliner le manche du cathéter sur l'aine droite du malade, afin que l'instrument incise la prostate latéralement, et ne blesse pas l'intestin rectum

---

geret d'Hawkins, que l'anglomanie voulait à force préconiser, subir tant et tant de corrections, que d'un gorgeret on en a fait une lame plate et tranchante dont on ne se sert plus.

où l'artère honteuse ; mais il suffit qu'on ait l'habitude de cette opération, pour savoir combien il est difficile de donner au cathéter le degré d'inclinaison qui est exactement nécessaire : en outre, cette inclinaison est arbitraire, difficile à maintenir au même degré, et gênante pour l'opérateur, comparativement à la position dans laquelle le manche du cathéter est perpendiculaire au corps du malade, de sorte que la concavité de l'instrument se trouve appliquée contre l'arcade du pubis; car, en un mot, c'est de la fixité du cathéter que dépendent la sureté et la précision de la taille latérale.

Après avoir soigneusement comparé le gorgeret d'Hawkins, tel qu'il fut proposé par ce chirurgien, avec les parties qu'il faut diviser, en considérant la direction, l'étendue et la profondeur que doit avoir l'incision dans la taille latérale, j'ai reconnu que les imperfections de cet instrument consistaient d'abord dans la trop grande largeur de la gouttière, spécialement de son extrémité ; et en second lieu, en ce que la lame tranchante ne s'élève pas assez au-dessus du niveau de la cannelure du cathéter, et que l'inclinaison du tranchant ne répond pas exactement à l'axe du col de l'urètre et de la prostate.

Le diamètre du col de l'urètre, chez un

homme âgé de trente à quarante ans, a trois lignes à l'extrémité de la prostate , quatre lignes à sa partie moyenne, et cinq lignes près de l'orifice de la vessie. La prostate a un peu plus de deux lignes d'épaisseur à son extrémité ; elle en a quatre à sa partie moyenne , et six , quelquefois même huit, à sa base, qui embrasse l'orifice de la vessie. Chez un adulte de taille moyenne et de dix-huit à vingt-cinq ans, l'épaisseur de la base de la prostate a environ deux lignes de moins que chez un homme de quarante ans, et d'une haute stature.

Chez l'homme adulte, la ligne précise suivant laquelle doit être faite l'incision latérale de la prostate , est inclinée sur l'axe longitudinal du col de l'urètre et de la prostate, de manière à former avec lui un angle de 69°. Conséquemment à ces remarques, qui résultent d'un examen attentif de la structure des parties , le conducteur du gorgeret tranchant d'Hawkins, que j'ai fait représenter ici (1), n'a que quatre lignes de largeur et deux de profondeur, et cette largeur diminue insensiblement vers l'extrémité de l'instrument (2). Son bord tranchant est véritablement un bistouri droit près de sa

____

(1) Pl. I, fig. 1, a, a.
(2) Pl. I, fig. 1, c.

pointe, mais qui se relève graduellement et devient convexe au-dessus du niveau du cathéter; de sorte que dans sa plus grande convexité (1) il a six lignes de largeur. En outre, l'inclinaison de la lame tranchante sur l'axe longitudinal du conducteur est telle, qu'elle forme exactement un angle de 69°, c'est-à-dire qu'elle est la même que celle du côté gauche de la prostate sur l'axe longitudinal du col de l'urètre.

On se sert de cet instrument de la manière suivante: Lorsque le cathéter est introduit dans la vessie, sa courbure correspond exactement à celle de l'axe du col de l'urètre et de la prostate, et son bec, qui doit être un peu plus allongé que celui du cathéter ordinaire, pénètre ainsi dans l'étendue d'un pouce et demi à l'intérieur de la vessie; après avoir fait, à la manière accoutumée, l'incision extérieure et celle de la portion membraneuse de l'urètre, sans toucher au *bulbe*, le chirurgien, maintenant avec la main gauche le cathéter solidement appuyé contre l'arcade du pubis et perpendiculairement au corps du malade, saisit alors de la main droite le gorgeret tranchant, introduit son extrémité dans la cannelure du cathéter, de manière que la convexité de la gouttière porte directement sur l'in-

---

(1) Pl. I, fig. 1, d, e.

testin rectum. Alors, par un léger mouvement simultané des deux mains, il abaisse un peu le pavillon du cathéter avec la gauche, tandis qu'avec la droite il relève tant soit peu l'extrémité du gorgeret, qu'il fait glisser dans la direction la plus parallèle possible à l'extrémité horizontale du cathéter situé dans la vessie, et il ne s'arrête que lorsqu'il sent que le bec de l'instrument est rendu dans le cul-de-sac de la cannelure.

On retire alors le cathéter de la vessie et du canal de l'urètre, et l'on introduit les tenettes au moyen de la gouttière du gorgeret, qu'on retire lui-même ensuite doucement dans la direction qu'on avait suivie pour l'y faire pénétrer. Lorsqu'on a reconnu d'une manière positive la situation de la pierre, on écarte peu à peu les mords des tenettes, et par leur moyen on dilate graduellement le col de l'urètre et l'orifice de la vessie, de manière à faciliter l'extraction du calcul, et à l'effectuer sans contondre ou déchirer les bords de l'ouverture.

Un fait certain que m'ont confirmé des observations multipliées, et les mesures que j'ai prises sur un grand nombre de cadavres d'individus adultes, c'est que la ligne qui rencontre l'axe du col de l'urètre et de la prostate sous un angle de 69°, indique exactement le véritable trajet de l'incision latérale qu'il faut pratiquer

sur le corps et la base de la prostate pour extraire un calcul par le périnée, car elle n'est ni
trop près de l'arcade du pubis, ni trop voisine
de la face inférieure et postérieure de la prostate (1). Or, le tranchant du gorgeret offre exac-

(1) La face antérieure de la prostate est moins étendue
que sa face postérieure, et le col de l'urètre ne traverse pas
précisément le centre de cette glande, mais bien la portion
qui est la plus rapprochée du pubis. Il résulte de cette disposition, qu'en ayant égard au peu de longueur du col de
l'urètre, ainsi qu'au peu d'épaisseur de la prostate, le trajet
le plus court qu'on ait à parcourir pour pénétrer de la portion membraneuse de l'urètre dans la vessie, est celui qu'en
peut se frayer en incisant la prostate par sa face antérieure ;
mais une incision pratiquée dans cette partie de la prostate
répond immédiatement au-dessous de l'arcade du pubis, qui
formerait un grand obstacle à la sortie de la pierre. Cette
considération démontre donc que, quoique la taille latérale
comprenne la plus grande longueur et toute l'épaisseur du
corps et de la base de la prostate, elle n'en est pas moins in-
contestablement préférable à la taille de la partie antérieure
de cette glande (*).

(*) Les dimensions que présente la prostate sont toujours en rapport avec son volume total, qui varie suivant les âges. Moindre
proportionnellement chez l'enfant que chez l'adulte, plus considérable dans la vieillesse que dans l'âge moyen, cette glande offre
ordinairement à cette époque, que nous prenons pour terme de
comparaison, *treize* lignes en hauteur sur la ligne médiane, et *dix-
neuf* lignes en largeur vers sa partie moyenne. Quant à son épaisseur,
elle est assez difficile à bien préciser, parce qu'elle va en diminuant
du centre vers la circonférence : dans le premier point, ou dans la
partie traversée par l'urètre, elle est de *dix* à *douze* lignes environ.
Mais il est d'autres dimensions importantes à connaître, ce sont

tement la même inclinaison sur l'axe longitudinal de la gouttière; de sorte qu'en tenant cette dernière dans la direction naturelle de l'axe du col de l'urètre et de la prostate, et le plus parallèlement possible à la cannelure du cathéter, quand on enfonce l'instrument dans la vessie, la prostate, ainsi que l'orifice vésical, sont incisés latéralement, et suivant le trajet le plus avantageux pour l'extraction de la pierre (1).

---

celles mesurées par des rayons, ayant pour centre commun l'urètre ; car c'est de ce point, comme on le sait, que partent les incisions pratiquées dans les différentes méthodes de taille sous-pubienne. Les voici telles que M. Senn (*) les a rencontrées un grand nombre de fois sur le cadavre :

De l'urètre à la partie inférieure et moyenne.   7 — 8 lig.
De l'urètre directement en dehors. . . . . . .   9 lig.
De l'urètre à la partie inférieure et externe. . 10 — 11 lig.

M. Béclard avait depuis long-temps remarqué cette différence d'étendue des rayons partant de l'urètre comme d'un centre et se rendant à la circonférence de la prostate. Cette observation anatomique lui faisait penser que l'inclinaison de la lame tranchante du gorgeret modifié par Scarpa était trop oblique en haut, et que si elle avait en bas l'obliquité qu'elle a dans l'autre sens, on pourrait donner à l'incision une profondeur plus grande que celle indiquée par Scarpa, en évitant aussi surement la lésion du rectum et l'artère honteuse. C'est, en effet, dans cette direction qu'il faisait son incision dans la taille latéralisée. Voy. le *Mémoire sur la taille transversale bilatérale.* (Addition du traducteur.)

(*) *Recherches sur les différentes méthodes de taille sous-pubienne.* Dissert. inaug. Paris, 1825

(1) La confection de cet instrument exige de la part de l'artiste beaucoup de soin et d'intelligence (*).

(*) Dans une lettre que M. Scarpa m'a adressée récemment, il

Quand on tient le cathéter perpendiculairement au corps du malade , et appuyé solidement
contre l'arcade du pubis , et qu'on enfonce le
gorgeret exactement suivant l'axe du col de
l'urètre et de la prostate , de manière que sa
convexité soit tournée du côté de l'intestin rectum, on suit la marche la plus sûre pour fendre
latéralement la prostate sous un angle rigoureu-
sement déterminé, et dans le lieu le plus convenable pour l'extraction d'un calcul. Il est d'autant plus facile de suivre exactement la règle que
j'indique, en pratiquant ainsi l'opération, que
le cathéter se place, pour ainsi dire de lui-
même, sous l'arcade du pubis ; que cette situation est la plus commode pour l'opérateur,

---

m'engage à joindre de nouveaux détails à cette simple note. Il est
de la plus grande importance que l'angle formé par l'inclinaison de
la lame tranchante de l'instrument soit exactement semblable à
celui qui est indiqué , au trait , sous le n°. 4, PL. I, et qu'ainsi il
ait 69°. Pour peu que cette inclinaison soit différente, le gorgeret
n'a plus les avantages qui viennent d'être énumérés. En outre, il
faut que l'instrument *ait peu d'épaisseur ;* que l'extrémité de la gouttière soit peu large , afin que l'instrument puisse pénétrer avec plus
de facilité dans la vessie; il est également important que la lame
tranchante soit d'une bonne qualité et bien trempée, pour qu'elle
coupe net et promptement. Je puis assurer, ajoute M. Scarpa, que
si le gorgeret est construit exactement comme je l'indique, et qu'on
suive scrupuleusement, en l'employant, les règles que j'ai prescrites,
il n'est point d'instrument avec lequel on puisse pratiquer la *taille
latérale* plus facilement, plus surement et d'une manière plus précise. (*Addit. du Trad.*)

et celle qui peut le moins varier pendant l'opération.

Quant à la profondeur de l'incision, je dois
faire remarquer que la gouttière de l'instrument
dont je parle a quatre lignes de largeur et deux
de profondeur, et que son tranchant, pour un
homme de trente à quarante ans, et d'une
haute stature, a six lignes dans la-plus grande
largeur de sa convexité. Au moment où le gorgeret tranchant s'engage dans la portion membraneuse de l'urètre, qui a trois lignes de diamètre, et qu'entoure l'extrémité antérieure de
la prostate, cette portion de la glande se trouve
incisée complètement dans toute son épaisseur,
qui a un peu plus de deux lignes. L'instrument, en pénétrant ensuite dans le col de l'urètre, embrassé sur ses côtés par le corps de la
prostate, qui a quatre lignes d'épaisseur, et
par la base de cette glande, qui en a six et quelquefois huit, parcourt un canal qui a quatre
lignes de diamètre, de même que la gouttière
du gorgeret. Dans ce trajet, il est un peu re-
poussé contre la paroi du canal opposée à celle
que l'on incise, parce que la densité de la prostate présente une assez grande résistance au tranchant de l'instrument; et, comme cette portion
du canal est susceptible d'un certain degré d'extension, le corps de la prostate ne se trouve pas

fendu dans une profondeur entièrement égale à la largeur de la lame, et il y a environ une ligne de moins ; néanmoins il est incisé complètement. Enfin, quand le gorgeret est rendu jusque dans le cul-de-sac du cathéter, il se trouve dans l'intérieur de la vessie, à un pouce et demi de l'orifice vésical ; mais si l'on se rappelle que cet orifice est susceptible presque spontanément d'une dilatation de cinq lignes, que la gouttière du gorgeret n'en a que quatre, et que la résistance que le tissu de la prostate oppose au tranchant de l'instrument, rend l'incision moins profonde d'une ligne, on voit qu'il en résulte que la base de la prostate n'est coupée que dans la profondeur de cinq lignes environ, quoique la lame tranchante ait six lignes de largeur.

L'observation démontre que le degré d'épaisseur de la base de la prostate varie suivant les sujets : or, il est facile de concevoir, d'après ces diverses considérations, que la profondeur de l'incision étant toujours la même, elle peut laisser intacte une portion de deux ou trois lignes d'épaisseur de cette glande, suivant que cette partie de la prostate est plus ou moins épaisse. Cette circonstance est très-avantageuse au succès de l'opération, ainsi que je l'ai dit plus haut, puisqu'elle s'oppose à l'infiltration de l'urine, à la formation d'abcès gangréneux et de trajets fistuleux entre la vessie et le rectum. Quant à cette portion de la base de la prostate qui n'a pas été incisée, elle n'oppose qu'une très-faible résistance à la dilatation qu'il faut nécessairement opérer toutes les fois qu'on extrait ainsi une pierre de la vessie.

Toutes les remarques que nous venons de faire ici, sont exactement applicables à la taille qu'on peut pratiquer sur un jeune homme de dix-huit à vingt-cinq ans, et de taille moyenne; mais alors le gorgeret doit présenter des dimensions différentes ; sa lame ne doit avoir que cinq lignes environ de largeur, ainsi qu'on le voit sur celui qui est représenté à la planche Ire.

Quand on pratique soigneusement la taille latérale avec le couteau de Cheselden sur le cadavre d'un individu de quarante-cinq ans et d'une constitution robuste, on trouve l'extrémité de la prostate divisée complètement, tandis que l'incision de la base de cette glande pénètre seulement à quatre ou cinq lignes au plus de profondeur. Ce résultat est, comme on le voit, précisément le même que celui qu'on obtient en pratiquant la taille latérale avec le gorgeret d'Hawkins qui a subi les modifications que j'indique, et dont la lame tranchante a six lignes de largeur dans sa plus grande convexité.

Cet instrument est aussi parfaitement en

rapport avec le lithotome caché du frère Cosme. En effet, si l'on pratique la taille sur le cadavre d'un adulte avec ce lithotome ouvert au n°. 12 ou 13, on voit constamment, en disséquant ensuite ces parties, que l'extrémité de la prostate est coupée dans toute son épaisseur, et que le corps, ainsi que la base de cette glande qui entoure l'orifice de la vessie, ne sont incisés que dans la profondeur de quatre ou cinq lignes ; ce qui coïncide entièrement avec les résultats que j'ai obtenus en pratiquant l'opération de la taille sur un très-grand nombre de cadavres, à l'aide du gorgeret modifié.

Mais je dois faire observer d'abord que, pour arriver aux résultats que j'ai indiqués, en pratiquant la taille avec le couteau de Cheselden, dont la lame n'a que quatre lignes de largeur, il est nécessaire de l'enfoncer profondément dans la vessie, et d'avoir soin, en le retirant, de presser sur le dos de l'instrument en élevant le manche, afin d'inciser suffisamment la base et le corps de la prostate, dont le tissu présente une résistance assez grande pour le repousser du côté opposé, de sorte que ces parties ne sont incisées qu'à une petite profondeur. En second lieu, quand on se sert du lithotome du frère Cosme, il est indispensable, en retirant l'instrument qu'on a ouvert dans la vessie, d'élever la main pour inciser à une juste profondeur la base de la prostate et l'orifice de la vessie, et il faut ensuite abaisser de nouveau la main pour couper complètement l'extrémité de la prostate.

Or, on conçoit combien il est facile à une main peu exercée de dévier en plus ou en moins de la ligne directe que l'instrument doit parcourir, quand on exécute ces mouvemens d'élévation et d'abaissement, et il peut arriver alors que l'on n'incise pas assez profondément soit le corps, soit la base de la prostate; ou bien encore on divise complètement la base de cette glande. Enfin, on peut ajouter à ces divers inconvéniens, que l'opérateur n'étant guidé par aucune règle certaine quand il incline la lame de l'instrument avant de le retirer de la vessie, il peut s'écarter facilement de la direction juste et précise qu'il faut suivre dans la taille latérale, et blesser alors l'artère honteuse profonde ou l'intestin rectum (1).

_____

(1) Deschamps, *Traité historique et dogmatique de l'Opération de la taille*, tom. III, §. 95. « Il est peut-être, de tous les » instrumens, celui qui conviendra le moins aux jeunes praticiens. » Il ajoute, §. 916 : « Je dirai plus, de tous les instrumens » connus pour pratiquer l'incision du col de la vessie, celui du » frère Cosme sera peut-être le plus dangereux, quand il ne » sera pas conduit avec prudence, parce qu'il peut, s'il est

Quand, au contraire, on pratique l'opération de la taille à l'aide du gorgeret d'Hawkins, ainsi que je l'ai modifié, on est toujours certain que l'incision est faite dans la direction et à la profondeur convenables, et qu'elle est bornée à de justes limites. Car la situation du cathéter, qui est maintenu perpendiculairement au corps de l'opéré, et l'inclinaison de la lame tranchante sur l'axe du col de l'urètre, sont deux circonstances qui mettent surement à l'abri de la lésion de l'artère honteuse profonde, et à plus forte raison de celle du rectum, et qui empêchent que la base de la prostate ne soit complètement divisée.

Lorsqu'on incise la portion membraneuse de l'urètre, si l'on ne porte pas la pointe du couteau au-delà et au-dessous du bulbe, on peut aisément ouvrir le rameau profond de l'artère honteuse (1), qui, naissant de la honteuse commune quand elle descend le long de la tubérosité de l'ischion, va se rendre dans le bulbe de l'urètre, avec un grand nombre de ramifica-

---

» plongé trop avant dans la vessie, intéresser la partie postérieure de ce viscère ; il peut aussi manquer l'incision » projetée, s'il n'est pas poussé assez avant dans cet organe. » La manière de le placer en le retirant influe encore sur la » régularité de l'incision. »

(1) Voyez le *Traité de l'Anévrysme*, pl. IV, 7.

tions. On peut également blesser ce vaisseau quand on retire l'instrument, si la lame est trop inclinée vers la branche ou la tubérosité de l'ischion, soit qu'on ait opéré avec le couteau de Cheselden ou avec le lithotome caché du frère Cosme. Mais on n'a aucune de ces craintes en faisant usage du gorgeret modifié, parce que sa lame est obliquement dirigée en haut, et qu'elle ne dépasse jamais le corps et la base de la prostate, de manière à pouvoir léser l'artère dont il est ici question.

Parmi les avantages que les partisans du lithotome du frère Cosme attribuent à cet instrument, ils désignent surtout la facilité et la sureté avec laquelle on peut agrandir l'incision du col de l'urètre, au moyen du lithotome ouvert au numéro 5, quand la première incision n'a pas produit une ouverture proportionnée au volume de la pierre à extraire. Je dois dire d'abord que je ne pense pas qu'on ait besoin de répéter ainsi l'incision, quand on la pratique avec le gorgeret modifié, dont la lame a des dimensions relatives à celles de la prostate d'un homme adulte : quoi qu'il en soit, si l'on se trouve forcé d'agrandir l'incision faite d'abord, soit avec le lithotome ou avec tout autre instrument tranchant, lorsqu'il a été retiré, l'avantage que présente alors le lithotome, dit-on, c'est de pénétrer exactement dans la première incision ; c'est aussi ce qui a lieu quand on emploie le gorgeret modifié, qui partage cet avantage avec le lithotome, ainsi qu'il est facile de s'en convaincre.

L'incision intérieure étant faite, on introduit l'indicateur de la main gauche le long de la gouttière de l'instrument dans la vessie, et si l'opérateur juge nécessaire d'inciser davantage la base de la prostate, il lui suffit d'appuyer l'indicateur sur le bord obtus de la gouttière de l'instrument, tandis qu'avec la main droite il pousse la lame tranchante d'avant en arrière en lui imprimant un mouvement de scie. Il agrandit ainsi l'incision du col de l'urètre et de la prostate autant qu'il le juge convenable. Il est bien certain qu'on a moins la crainte de pratiquer ainsi une nouvelle incision, que lorsqu'on se sert dans ce cas du couteau de Cheselden ou du lithotome du frère Cosme, quand l'un ou l'autre a été retiré de la vessie.

Deschamps dit, au sujet des instrumens de chirurgie, en général, et en particulier de ceux qu'on a proposés pour l'opération de la taille, que ce sont ceux auxquels on n'a jamais voulu faire subir de changemens, qu'on peut considérer comme vraiment parfaits et d'une utilité réelle. Cette opinion, généralement vraie, ne peut jeter aucune défaveur sur le gorgeret d'Hawkins, puisque les modifications qu'y apportèrent successivement Bell, Dessault, Kline et Cruikshank, loin d'être des corrections, ne consistaient qu'en des changemens contraires aux principes d'après lesquels l'auteur avait d'abord construit son instrument. Ceux que je lui ai fait subir, sont moins une correction qu'une modification de sa forme première, qui remplit bien plus exactement le but important, qui consiste à inciser la prostate latéralement et à une juste profondeur, comme le pratiquait Cheselden, sans courir les risques de blesser l'artère honteuse profonde ou l'intestin rectum.

Les essais répétés que j'ai faits sur le cadavre, et le succès des opérations que j'ai pratiquées sur le vivant, dans cette école, en présence de nombreux élèves, m'autorisent à penser que cet instrument mérite d'être placé au rang des instrumens de chirurgie d'une utilité réelle, et qu'on doit en recommander l'usage, surtout aux jeunes praticiens.

MÉMOIRE

RELATIF

A QUELQUES REMARQUES SUR LA LITHOTOMIE.

Dans un Mémoire inséré dans les *Med. chirurg. Transact.* de Londres (vol. VIII), et qu'il a rapporté depuis dans son *Dictionnaire de chirurgie-pratique*, M. Sam. Cooper s'est proposé de démontrer que le perfectionnement de la *taille latérale interne* consiste uniquement à faire *une large incision à la vessie* (a free incision in the bladder), et que le gorgeret d'Hawkins, malgré les corrections que je lui ai fait subir, est, de tous les instrumens inventés jusqu'à ce jour, le moins convenable pour pratiquer surement la taille *latérale interne*.

Le seul argument valable que l'auteur avance pour soutenir la première assertion, c'est que le frère Jacques, Raw, Cheselden et le frère Cosme, ont toujours fait *une large incision à la vessie* en pratiquant l'opération de la taille, et que les succès nombreux qu'ils ont obtenus, et auxquels ils doivent leur grande réputation , témoignent en faveur de cette manière d'opérer.

Je dois rappeler à ce sujet, à M. Sam. Cooper, que le frère Jacques fut très-malheureux dans ses opérations, tant qu'il incisa le corps de la vessie dans la taille *latérale interne*, et qu'il ne commença à obtenir des succès constans qu'à l'époque où Méry et plusieurs autres chirurgiens distingués de ce temps lui eurent fait connaître les avantages du cathéter cannelé, et lui eurent enseigné à borner l'étendue de l'incision profonde à toute la longueur de la prostate, y compris l'orifice de la vessie.

La même réflexion est applicable à Raw, dont la méthode, quoique restée inconnue dans ses détails , consistait toujours à inciser complètement la prostate jusqu'auprès de l'orifice de la vessie, mais sans toucher aucunement à son corps, ainsi que le faisait le frère Jacques , lorsqu'il taillait suivant son procédé.

M. Sam. Cooper ne peut pas ignorer non plus que Cheselden, qui prétendait opérer suivant la méthode de Raw, fut excessivement malheureux dans les premiers temps de sa pratique : ses opérations eurent alors des suites presque constamment funestes, parce qu'il incisait toujours une portion du corps de la vessie, soit en portant l'instrument trop bas, lorsqu'il le dirigeait de dedans en dehors pour en engager la pointe dans la cannelure du cathéter, ou quand il l'enfonçait de dehors en dedans, le long de la cannelure du cathéter, dans l'intérieur de la vessie; .de sorte qu'en le retirant il incisait une partie du corps de cet organe près de son orifice. Ce fut après avoir abandonné cette pratique vicieuse, que Cheselden acquit, en Angleterre et à l'étranger, la réputation d'un lithotomiste aussi heureux qu'habile; et lui-même n'a pas craint de dire qu'une expérience malheureuse lui avait appris que *dans la taille latérale interne on doit borner l'incision au niveau de l'orifice de la vessie, en divisant la prostate dans toute sa longueur.* (Voyez son ouvrage intitulé *Anatomy of the human body.*)

Quant au F. Cosme, il est généralement reconnu que ni lui ni ceux qui pratiquent l'opération de la taille suivant son procédé, ne prolongent leur incision, dans la taille *latérale interne,* au-delà de l'orifice de la vessie; et il est bien certain, d'après des expériences nombreuses et faites sans prévention, que le lithotome *caché* n'intéresse point inévitablement une partie de la vessie, ainsi que quelques chirurgiens l'ont avancé dans les écrits où l'on discuta les avantages et les inconvéniens de cet instrument.

En outre, il est aussi généralement reconnu que les méthodes de Foubert et de Thomas sont tombées dans l'oubli, parce qu'elles avaient presque constamment donné lieu à des accidens très-graves, résultant de l'incision d'une portion du corps de la vessie.

Telles sont les seules et véritables causes mentionnées dans l'histoire de la lithotomie, qui aient fait déterminer d'une manière invariable, par les premiers maîtres de l'art, les limites que doit avoir la taille *latérale interne*, causes bien différentes de celles qui sont assignées par M. Sam. Cooper, dont la doctrine est tout arbitraire, et en même temps tellement vague et incertaine, qu'elle ne pourrait qu'induire en erreur ceux qui étudient cette partie intéressante de la chirurgie.

Parmi les accidens fâcheux qui peuvent résulter de l'incision *latérale interne*, prolongée au-delà de l'orifice vésical, sur le corps de la vessie, les auteurs ont spécialement signalé l'infiltration de l'urine dans le tissu cellulaire intermédiaire à la vessie et au rectum : accident qui peut avoir des suites très-graves. Si cette infiltration de l'urine ne pouvait réellement pas avoir de conséquences funestes, Sharp, Bromfield, Camper, et plusieurs autres chirurgiens célèbres qui en ont observé des exemples, n'auraient pas insisté d'une manière aussi expresse sur l'attention que l'on doit avoir, de ne pas blesser le corps de la vessie quand on pratique l'incision *latérale interne*. Quand bien même, ajoutent ces auteurs, cette manière d'opérer ne causerait pas ultérieurement des abcès gangréneux ou de mauvaise nature, il en résulterait toujours un retard dans la guérison du malade. En outre, à mesure que l'urine serait déposée dans la vessie, les contractions de cet organe chasseraient plutôt ce liquide par la plaie extérieure que par l'orifice naturel de la vessie; et l'on conçoit facilement que le passage continuel de l'urine par la plaie exposerait alors le malade à une fistule au périnée. C'est, en effet, ce qu'il n'est pas rare d'observer chez les enfans qu'on opère par le *petit appareil*, parce que, chez eux, le chirurgien ne pouvant, à l'aide de ses deux doigts, introduits dans l'anus, pousser le calcul assez en avant contre l'orifice de la vessie, il est obligé d'inciser d'un côté l'orifice lui-même, ainsi qu'une portion du bas-fond. M. Sam. Cooper demande pourquoi l'on a cessé d'observer les infiltrations urineuses et les abcès gangréneux, depuis qu'on a perfectionné la taille *latérale?* La raison en est simple : c'est que depuis cette époque les opérateurs ont cessé de prolonger l'incision *interne* au-delà de l'orifice de la vessie, sur le corps de cet organe.

Ce qui précède prouve d'une manière irrécusable, que nos premiers maîtres, en perfectionnant successivement la méthode suivant laquelle il faut pratiquer l'incision *latérale interne*, reconnurent de quelle importance il est de laisser intact le corps de la vessie, c'est-à-dire d'inciser simplement le corps de la prostate dans toute sa longueur, jusqu'à l'orifice de la vessie inclusivement. Conséquemment, ils se bornèrent dès-lors, dans l'extraction de la pierre, ainsi que nous le faisons, à dilater graduellement et plus ou moins l'orifice de la vessie, selon le volume plus ou moins considérable du calcul à extraire. L'expérience leur démontra, ainsi qu'elle nous le démontre, que cette partie de l'opération de la lithotomie n'est pas aussi redoutable dans ses conséquences que M. Sam. Cooper paraît vouloir le faire présumer; il est au contraire très-remarquable de voir presque journellement avec quelle facilité on dilate l'orifice de la vessie, même à un point considérable, quand il a été incisé latéralement un peu profondément, et qu'il n'est plus ainsi resserré et rendu plus résistant par la base de la prostate qui l'entoure. Cette dilatation est suffisante pour livrer passage à de gros calculs sans causer une irritation bien vive de la vessie, ou un déchirement notable de son orifice.

Albinus, ainsi que je l'ai rappelé dans le mémoire précédent, nous a appris que Raw exécutait cette seconde partie de la lithotomie avec un talent particulier, et que, par des mouvemens lents, doux et sans secousses, il dilatait l'orifice de la vessie d'une manière graduée et insensible. Cette remarque, très-importante, démontre, d'un côté, que Raw n'incisait pas le corps de la vessie au-delà de son orifice; de l'autre, elle prouve de la manière la plus convaincante que l'orifice de la vessie, après avoir été incisé latéralement, peut être élargi au moyen d'une dilatation lente et méthodique, jusqu'au point de rendre facile l'extraction de calculs d'un volume plus qu'ordinaire, sans qu'il en résulte de suites fâcheuses. On sait, en effet, que le succès couronna constamment les nombreuses opérations pratiquées par Raw.

D'où vient donc aujourd'hui que M. Sam. Cooper avance que les *neuf dixièmes des opérés de la taille, succombent à la suite des accidens causés par la dilatation?* On serait porté à croire, d'après une assertion semblable, que cet auteur ne veut pas parler de la méthode *latérale* proprement dite, mais bien du *grand appareil*, par le moyen duquel on ne peut pas extraire une pierre d'une grosseur ordinaire, sans déchirer une grande partie de la prostate avant que l'orifice de la vessie ait commencé à éprouver de la dilatation. Mais les résultats de la dilatation sont bien différens, comme je l'ai dit ailleurs, sur le tissu dense et résistant de la prostate, ou sur l'orifice de la vessie; la prostate se déchire plutôt qu'elle ne se laisse dilater, tandis que l'expérience prouve que l'orifice vésical peut céder graduellement à une distension suffisante pour livrer passage à un gros calcul, sans que son tissu soit aucunement altéré. Il est peut-être convenable, pour achever de réfuter cette opinion, de rappeler que, parmi les chirurgiens anglais modernes, il en est quelques-uns qui reviennent actuellement à la méthode anciennement employée chez la femme pour l'extraction de la pierre, je veux parler de la dilatation graduelle de l'orifice de la vessie. Sans examiner ici si ce procédé peut dans tous les cas procurer une guérison complète sous tous les rapports, je me bornerai à faire observer qu'on peut opérer lentement et peu à peu la dilatation de l'orifice de la vessie chez la femme, même à un degré assez considérable, sans qu'elle donne lieu à quelques symptômes d'une irritation vive de la vessie. Il est vrai que, chez elle, l'orifice de cet organe n'est pas, comme chez l'homme, entouré par la prostate ; mais il est à remarquer que lorsque la prostate a été incisée dans toute son épaisseur, ainsi que l'orifice de la vessie, cet orifice se trouve alors à-peu-près dans les mêmes conditions qu'il est chez la femme.

Je pense donc que l'opinion de M. Sam. Cooper est dénuée de fondement, lorsqu'il dit que le perfectionnement qu'on a apporté à la taille *latérale interne* consiste en ce qu'on pratique une large incision au corps de la vessie (a free incision in the bladder). C'est également à tort que cet auteur avance que la dilatation de l'orifice de la vessie, après l'incision du tissu résistant qui l'entoure, peut donner lieu à des accidens fâcheux.

Examinons maintenant les remarques de M. Sam. Cooper au sujet du gorgeret *tranchant*.

Il suppose d'abord que je conseille de faire *une petite incision à la prostate* (small incision in the prostate), quand on pratique la section profonde ; et pour qu'il n'existe aucun doute à cet égard, il ajoute dans son *Dictionnaire* : « il » est évident que ce professeur est partisan » d'une incision peu étendue.... » ; mais dans quel endroit de mes écrits M. Sam. Cooper a-t-il trouvé cette proposition ? Ce n'est certainement pas dans mon mémoire sur le gorgeret *tranchant* : car j'y dis, au contraire, que l'incision doit s'étendre du sommet de la prostate à l'orifice de la vessie inclusivement. S'il eût essayé une seule fois sur le cadavre le gorgeret *tranchant*, construit d'après les proportions de celui dont je me sers, et qu'il l'eût employé exactement suivant les règles que j'ai indiquées, il se serait convaincu qu'on peut, avec cet instrument, inciser latéralement la prostate dans toute sa longueur, d'une manière aussi sûre que facile, et qu'on coupe en même temps assez profondément l'orifice de la vessie. Il reste seulement dans la partie la plus élevée de la base de la prostate, et en dehors, une épaisseur de deux lignes environ, qui n'est pas divisée. Si l'incision est prolongée au-delà de cette étendue, alors on ouvre le bas-fond de la vessie, ainsi qu'on peut le voir en jetant les yeux sur les figures I, II (pl. III), qui démontrent clairement que l'incision *latérale* qu'on fait avec le gorgeret que j'ai modifié, est exactement la même que celle qui résulte de l'incision *latérale interne*, pratiquée suivant les règles prescrites. Il est d'ailleurs facile de connaître avec précision quelle est l'étendue de l'incision faite par le gorgeret *tranchant*, en examinant extérieurement la prostate, et en considérant que l'instrument coupe toute la portion de l'urètre qu'elle embrasse, c'est-à-dire que cette glande est divisée depuis son sommet jusqu'à l'orifice de la vessie inclusivement. Or, je ne crois pas que M. Sam. Cooper ait raison d'appeler une section semblable, « une petite incision de la » prostate, au moyen de laquelle on ne peut » extraire que des calculs d'un très-petit vo- » lume. » Cette assertion est évidemment fausse.

Cette erreur vient probablement de ce que M. Sam. Cooper a confondu le gorgeret *primitif d'Hawkins* avec celui que j'ai modifié. Cet instrument est, à la vérité, très-imparfait : il a trop de largeur et une trop grande épaisseur à son extrémité ; de sorte qu'il dilate les parties plutôt qu'il ne les divise. En outre, le bord tranchant, qui est peu relevé, n'offre point une inclinaison qui corresponde au côté gauche de la prostate. Dans le gorgeret que j'ai modifié, au contraire, le bord tranchant s'élève à six lignes au-dessus du niveau du fond de la gouttière ; et sa forme est calculée de telle sorte, que chez l'adulte il peut fendre la prostate dans toute sa longueur et profondément, depuis son sommet jusqu'à la base, y compris l'orifice de la vessie. L'extrémité de la gouttière est mince, s'introduit facilement dans la cannelure du cathéter, pour pénétrer dans la vessie. En un mot, le bord tranchant de l'instrument ressemble à un bistouri convexe, placé sur le côté gauche de la gouttière, incliné sur l'axe longitudinal de la prostate, et conséquemment sur celui du col de l'urètre, de manière à opérer convenablement la section de ces parties jusqu'à l'orifice de la vessie inclusivement.

M. Sam. Cooper prétend que l'incision *latérale interne* faite par le gorgeret que j'ai modifié, ne correspond pas à l'incision externe ; mais cette objection repose sur des principes erronés. Il me suffit, pour le prouver, de faire observer que, lorsque la vessie est vide, la prostate se trouve située dans la direction d'un plan incliné de l'arcade du pubis au coccyx, et que sa face postérieure appuie sur l'intestin rectum, ainsi qu'on peut le voir dans l'ouvrage de Camper (1); en conséquence, le côté gauche de la prostate, sur lequel on a pratiqué l'incision *latérale interne*, correspond alors parfaitement à l'incision extérieure qui est dirigée obliquement de la base du scrotum à la tubérosité de l'ischion gauche. Dans l'opération, quand on maintient le cathéter perpendiculairement contre l'arcade sous-pubienne, et qu'on en abaisse le pavillon avec la main gauche, tandis qu'avec la droite on enfonce le gorgeret tranchant dans

---

(1) *Demonst. anat. patholog.*, lib. II, tab. III, fig. II.

la vessie, il est certain que la prostate est alors relevée vers l'arcade du pubis; mais aussitôt que le cathéter et le gorgeret sont retirés de la vessie, la prostate reprend la situation oblique qu'elle avait auparavant, et il en résulte que l'incision pratiquée sur son côté gauche, et dans toute sa longueur, jusqu'à l'orifice vésical inclusivement, se trouve exactement dans la même direction que celle de la plaie du périnée. On en a d'ailleurs une preuve palpable, quand on introduit le doigt directement de la plaie extérieure dans la vessie, ainsi que les tenettes; en outre, l'urine n'éprouve aucune espèce d'obstacle, et s'écoule librement par la plaie, de même que cela a lieu après la taille *latérale interne* pratiquée avec le couteau de Cheselden ou le lithotome caché du frère Cosme.

J'ai fait à ce sujet un très-grand nombre d'expériences comparatives sur le cadavre, et toujours avec le même résultat, c'est-à-dire, qu'il m'était impossible de reconnaître une différence appréciable entre l'incision faite avec mon gorgeret, et celle que je pratiquais avec l'un ou l'autre des deux instrumens que je viens de désigner; bien plus, c'est que j'ai toujours observé, avec l'incision faite par ces deux instrumens, cette même portion de la base de la prostate, d'une ou deux lignes d'épaisseur, qui n'avait pas été divisée, et dont l'extension facile favorise la dilatation de la plaie. On pourrait croire, au premier abord, qu'en coupant la prostate de dedans en dehors, et de haut en bas, avec le couteau ou le lithotome caché, l'incision dût correspondre à la partie la plus épaisse et la plus inférieure de la prostate ; mais il en est autrement, parce que lorsqu'on retire à soi l'un ou l'autre de ces instrumens, le tranchant est tourné obliquement en bas vers la tubérosité de l'ischion gauche, dans la direction de la plaie des tégumens, et ne peut couper que latéralement la prostate dans son tiers supérieur. Pour que la portion la plus épaisse et la plus inférieure de cette glande fût incisée, il faudrait que la lame du couteau ou du lithotome fût retirée de la vessie perpendiculairement sur l'intestin rectum, qui pourrait alors être blessé. Indépendamment de cette circonstance, comme la portion prostatique de l'urètre n'est pas située dans le centre de la prostate, mais bien dans le tiers supérieur de cette glande, la pression qu'on exerce pour la fendre dans sa partie latérale, quoique légère, imprime à toute la glande un petit mouvement de rotation, duquel il résulte que sa portion la plus épaisse et la plus inférieure se sous-trait, pour ainsi dire, à l'*incision latérale* qu'on pratique sur elle.

Quoi qu'il en soit, si M. Sam. Coper se fût borné à dire qu'il préférait le couteau simple à tous les instrumens inventés jusqu'ici pour pratiquer l'incision *latérale interne* dans l'opération de la taille, je suis bien convaincu qu'il n'eût éprouvé de contradiction de la part de personne, parce qu'il est certain que les procédés opératoires les plus simples sont ordinairement les plus sûrs, et que le couteau ordinaire employé par une main habile et exercée, peut suffire pour pratiquer la taille latérale; mais puisqu'il convient lui-même qu'un grand nombre de chirurgiens se hasardent à faire cette opération sans avoir toutes les connaissances nécessaires pour éviter les accidens auxquels elle peut donner lieu, et qu'il peut même arriver à des praticiens fort instruits et très-habiles en lithotomie, de faire quelquefois l'incision *latérale interne* trop peu étendue, ou de dévier de la juste direction que doit conserver l'instrument, de sorte que l'artère honteuse profonde ou l'intestin rectum peuvent être blessés, je crois que le gorgeret d'Hawkins que j'ai modifié, au moyen duquel on donne constamment à l'incision *latérale interne* l'étendue et la direction

convenables sans craindre de léser l'artère honteuse, et encore moins l'intestin rectum, n'est
point un instrument qu'on doive reléguer parmi
les instrumens inutiles, ainsi que le veut M. Sam.
Cooper, puisque les succès qu'on a obtenus de
son usage, tant en Italie qu'à l'étranger, ont
prouvé ses avantages et son utilité.

MÉMOIRE

SUR

LA TAILLE HYPOGASTRIQUE.

Quand on réfléchit sur l'origine et les progrès de la lithotomie, on est étonné de voir que les deux meilleurs procédés opératoires qui soient mis en pratique aujourd'hui pour extraire une pierre de la vessie, la taille *latérale* et la taille *hypogastrique*, aient eu pour inventeurs, le premier, un charlatan (1), et le second, un chirurgien (2), distingué d'ailleurs, mais qui a considéré lui-même son opération comme un acte d'imprudence extrême, et qui a conseillé de ne pas suivre son exemple, vraisemblablement parce qu'Hippocrate dit, dans ses Aphorismes, que les plaies de la vessie sont mortelles.

(1) Jacques Beaulieu, dit *frère Jacques*.

(2) Pierre Franco, *Traité des Hernies*, pag. 139. Qui estrit à moi grande folie.... Le patient fut guarry (non obstant que il en fut bien malade) et la playe consolidée. Combien que je ne conseille à homme d'ainsi faire.

C'est en partant de principes inexacts et mal établis, que Méry, Cheselden, Morand, Douglas, Ledran et le frère Cosme, guidés par l'anatomie et une expérience raisonnée, surent éclairer d'une manière si heureuse cette partie importante de la chirurgie, qu'ils l'ont, pour ainsi dire, élevée au degré de perfection qu'elle a de nos jours. L'histoire des sciences et des arts présente ainsi plus d'un exemple où la gloire d'une découverte utile appartient moins à son auteur qu'à celui dont le génie supérieur a su la rendre avantageuse à l'humanité, en la dépouillant d'erreurs véritables.

Les règles fondamentales de la méthode *latérale* ont été tracées avec trop d'exactitude par les auteurs, pour que les chirurgiens modernes aient pu ajouter quelque chose aux notions qui leur avaient été transmises. Aussi n'ont-ils pu que se borner à apporter quelques améliorations aux instrumens nécessaires pour cette opération, ou à en inventer qui fussent propres à rendre son exécution plus prompte et plus sûre, surtout pour les praticiens peu versés dans l'anatomie, ou peu exercés dans ce genre d'opération. C'est dans ce but, en effet, qu'ont agi Moreau, Lecat, Pallucci, le frère Cosme, Bromfield, Hawkins, Pouteau et plusieurs autres. Mais ces modifications n'ont changé en rien la *méthode* indiquée pour la taille *latérale*, dont les préceptes sont restés invariablement les mêmes, et desquels la taille *recto-vésicale* ne fera pas dévier, malgré les avantages qu'on lui suppose.

C'est également ce qui est arrivé pour la taille *hypogastrique*, quant à son principal but, c'est-à-dire l'extraction de la pierre par dessus le pubis, en incisant la paroi antérieure de la vessie. Mais le procédé opératoire a subi de très-grands changemens, et les améliorations qu'on y a apportées depuis Rousset et Douglas jusqu'au frère Cosme, n'ont pas été bornées à l'emploi de quelques instrumens nouveaux ; mais le mode opératoire lui-même a été modifié de telle sorte, que la taille hypogastrique est aujourd'hui une opération beaucoup moins imparfaite qu'elle ne l'était jadis. C'est ainsi que le frère Cosme, tout en continuant de pratiquer l'incision de la paroi antérieure de la vessie, fit voir qu'il était possible de rendre cet organe saillant au-dessus du pubis, et de le maintenir dans cet état sans avoir besoin de recourir à la distension de ses parois par l'accumulation de l'urine ou par des injections réitérées ; moyens qui étaient très-douloureux, souvent insupportables, et inexécutables chez la femme. Cette modification importante dans le procédé opératoire, et qui équivaut à une nouvelle méthode, et les moyens qu'il employa à cet effet, seront à jamais un monument de gloire pour leur auteur.

Cependant, quand on soumet à un examen rigoureux le procédé du frère Cosme, et qu'on l'envisage surtout relativement au danger de pénétrer dans la cavité du péritoine, et à la facilité de pratiquer sans accident l'incision de la paroi antérieure de la vessie, on reconnaît que ce mode opératoire n'est pas sans quelques imperfections, que nous allons indiquer dans ce mémoire, en présentant à leur sujet des corrections que nous croyons avantageuses.

En pratiquant la taille hypogastrique, le frère Cosme incisait d'abord les tégumens communs immédiatement au-dessus du pubis, dans la direction de la ligne blanche, qu'il découvrait ainsi dans l'étendue de trois travers de doigt, ou un peu plus chez les sujets adultes ; il prenait alors un trois-quarts portant une lame tranchante (1), et il en dirigeait la pointe de haut en bas, au-dessus du bord supérieur et interne du pubis, en l'enfonçant obliquement vers la face

---

(1) *Nouvelle méthode pour extraire la pierre* ; 1779. Cette lame tranchante était susceptible de s'écarter de la gaîne, près du manche, tandis que son autre extrémité restait fixée, ce qui était l'inverse du lithotome caché. *Voy*. Pl. **II**, fig. 1. (*Note du traducteur.*)

interne de cet os, jusqu'au tiers ou à la moitié de la longueur de l'instrument, suivant l'âge des individus et l'épaisseur différente des parois abdominales qu'il devait traverser. Mais comme cet instrument était peu convenable pour percer facilement un tissu assez dense, il était obligé d'employer une certaine force, qui l'exposait au danger de dévier de la direction qu'il devait suivre.

« L'opérateur, dirigeant ensuite le tranchant
» du bistouri trois-quarts, du centre de la ligne
» blanche vers l'ombilic, il fend cette aponévrose
» autant que l'écartement de la lame de sa gaîne
» peut le permettre en l'ouvrant : tandis que la
» main gauche éloigne cette lame du talon de sa
» tige, la main droite tient le manche du trois-
» quarts fixé contre le pubis, afin d'étendre, au
» tant qu'il est possible, cette incision de la
» ligne blanche. Mais cette ouverture, toujours
» étroite, n'était que préparatoire et dans le but
» de frayer la route au bistouri *lenticulé* qu'on
» engageait ainsi sous la ligne blanche, entre cette
» aponévrose et le péritoine, le tranchant tourné
» vers l'ombilic. Par son moyen on incisait de
» bas en haut cette aponévrose jusque vers
» l'angle supérieur de la plaie des tégumens, dans
» l'étendue d'un pouce et quelques lignes (1). »

____

(1) Loc. cit., pag. 43.

La ligne blanche était alors suffisamment ouverte, pour qu'on pût extraire ainsi une pierre
d'un volume assez considérable.

Cette première partie du procédé du frère
Cosme était, comme on le voit évidemment,
difficile et dangereuse dans son exécution, car
la forme de l'instrument, et la résistance des parties qu'il fallait traverser, exigeaient qu'on em-
ployât beaucoup de force; et, d'un autre côté,
parce qu'aucune règle précise ne déterminait
l'inclinaison qu'il fallait donner à l'instrument,
et la profondeur à laquelle il devait être enfoncé. En outre, le tranchant du bistouri, au
lieu de couper nettement l'aponévrose, la dé-
primait ou la déchirait seulement dans quelques points de son attache au pubis.

J'ai examiné avec attention, sur un grand
nombre de cadavres, la situation spéciale et relative des parties qui se trouvent intéressées dans
cette première partie de la taille hypogastrique,
et j'ai observé qu'il existe constamment entre la
face interne de l'os pubis, ainsi que dans une
certaine étendue au-dessus du bord de cet os
et la cavité du péritoine, là où cette membrane
remonte derrière la paroi postérieure de la vessie
pour tapisser la face interne des muscles abdominaux, un espace considérable, rempli de
tissu cellulaire lâche, extensible et graisseux,

qui maintient le péritoine écarté du pubis
et de l'insertion de la ligne blanche à cet os (1).
Il suffit de réfléchir un instant à cette disposition, pour voir qu'il était nécessaire qu'un tissu
cellulaire extensible fût interposé dans ce point,
afin de favoriser l'élévation de la vessie au-dessus
du pubis, quand elle est pleine d'urine, et conséquemment, qu'il doit exister entre le péritoine,
le bord supérieur du pubis et l'attache de la ligne
blanche, un écartement proportionné au volume que présente alors la vessie.

En effet, s'il n'existait pas naturellement dans
cette région un intervalle rempli de tissu cellulaire qui éloignât le péritoine de la face interne
du pubis, il serait impossible, lorsque la vessie
est vide, que le bistouri trois-quarts pût être
enfoncé dans le tiers ou la moitié de sa longueur, sans ouvrir la cavité péritonéale, ou
sans blesser la vessie elle-même. En outre, ce
qui n'est pas moins remarquable, c'est que
ce tissu adipeux et susceptible d'une extension facile, qui se trouve immédiatement
derrière l'attache de la ligne blanche, existe
chez tous les sujets, même les plus maigres,
et chez ceux qui ont été affaiblis par une longue
maladie. Cette circonstance me fit reconnaître,

______

(1) *Voyez* Pl. V, fig. 1, G; Pl. VI, H; Pl. VII, E.

dès l'année 1785, en faisant un cours d'opérations, non seulement la possibilité, mais même
l'utilité de supprimer le bistouri trois-quarts du
nombre des instrumens qu'on employait pour
le *haut appareil*, et je conçus qu'on pouvait inciser la ligne blanche à l'aide d'un procédé plus
simple que celui du frère Cosme, et qui ne pût
laisser aucune crainte de blesser le péritoine :
c'est ce que je vais indiquer avec détail.

On se sert d'un bistouri convexe sur le tranchant, avec lequel on incise les tégumens,
suivant la direction de la ligne blanche et du
pubis, vers l'ombilic, dans l'étendue de trois travers de doigt, ou un peu plus dans les sujets
adultes : de cette manière, on met la ligne
blanche à découvert, particulièrement vis-à-vis
son insertion au pubis, entre les muscles droits
et les pyramidaux quand ils existent. On la fend
alors légèrement et à plusieurs reprises, dans une
longueur de trois ou quatre lignes au plus, de
bas en haut, et en commençant le plus près possible du bord du pubis. Si les muscles pyramidaux s'attachent dans le même point, il faut
alors écarter leurs fibres ou les diviser pour découvrir l'insertion de l'aponévrose. On continue
de la diviser en coupant successivement chaque
fibre, pour ainsi dire l'une après l'autre, et en prolongeant l'incision du pubis vers l'ombilic, de

manière que l'aponévrose ne soit pas divisée dans toute son épaisseur près de son attache au pubis.

Aussitôt que la ligne blanche a été divisée ainsi dans l'étendue de trois ou quatre lignes, près le bord supérieur du pubis, on voit sortir par l'ouverture un flocon de tissu adipeux, rougeâtre, et qui prouve que l'ouverture correspond précisément à l'intervalle qui existe naturellement entre l'aponévrose abdominale, le bord du pubis et la cavité du péritoine. On introduit alors, par cette ouverture, qui est toujours suffisamment grande, une sonde cannelée ordinaire dont le bec est tourné en haut, et on l'enfonce avec précaution de bas en haut, le long de la face interne de la ligne blanche, c'est-à-dire entre cette aponévrose et le péritoine, dans une étendue à-peu-près égale à celle de l'incision de la peau. Par le moyen de cette sonde on prolonge l'incision de l'aponévrose de bas en haut, autant qu'il est nécessaire pour le passage de la pierre à extraire, et sans avoir la moindre crainte de léser le péritoine.

Il n'est pas de chirurgien qui ne puisse exécuter avec la plus grande facilité cette première partie de la taille hypogastrique, qu'on peut pratiquer sans contredit avec beaucoup plus de sûreté, que lorsqu'on enfonce un trois-quarts entre la face interne du pubis et le péritoine, dans une direction mal déterminée, et à un degré de profondeur qu'une longue pratique n'a pas même appris à fixer d'une manière invariable.

Lorsque l'incision de la ligne blanche a été faite dans une étendue justement proportionnée au volume du calcul à extraire, l'opérateur porte l'extrémité de son doigt entre la face interne du pubis et la paroi antérieure de la vessie, afin de chercher à rencontrer l'extrémité de la sonde *à dard*, à l'aide de laquelle on relève la vessie au-dessus du pubis. Il doit surtout, alors, éviter avec soin de déchirer dans une trop grande étendue le tissu cellulaire et adipeux qui revêt la paroi antérieure de la vessie, et qui, supérieurement, sépare le péritoine de la face interne du pubis. Cette exploration est très-importante, non-seulement pour que l'incision de la paroi antérieure de la vessie, se trouve exactement en rapport avec celle des tégumens; mais encore pour qu'elle divise nettement le tissu cellulaire dont nous avons parlé, afin d'éviter l'infiltration de l'urine et les abcès qui en sont la suite, ce qui a lieu toutes les fois que l'urine ne peut pas s'écouler librement et directement par la plaie extérieure.

La seconde partie du procédé opératoire du frère Cosme n'est pas moins exempte d'imperfection que la première. C'est alors, ainsi qu'il le fait remarquer, qu'il est de la plus grande importance de maintenir la vessie élevée au-dessus du pubis, afin de pouvoir inciser sa paroi antérieure avec sûreté et dans une direction convenable. C'est dans ce précepte que consiste, à proprement parler, la supériorité de la méthode du frère Cosme sur celles de Rousset, de Douglas et de Cheselden.

Quant à l'exécution de ce précepte, je rappellerai que le frère Cosme, après avoir percé la vessie avec sa sonde à dard, saisissait avec le pouce et l'indicateur de la main gauche le bec de la sonde, de sorte qu'il le tenait assujéti au-dessus du pubis avec la portion de vessie qui le recouvrait. « Les » choses ainsi disposées, l'opérateur prend de » la main droite un bistouri courbe et fixe dans » son manche, et il introduit sa pointe dans la » rainure de la flèche, le tranchant tourné vers » le pubis; et dirigé par cette rainure, il fran-» chit la portion de la vessie, qui n'est qu'une » ouverture préliminaire pour le guider avec » sûreté dans sa capacité. » (1)

____

(1) Loc. cit., pag. 47.

Idem, pag. 66. « L'opérateur conduit la pointe du bistouri par la cannelure de la flèche qui se montre par la plaie, et la pousse en descendant pour fendre la vessie jusqu'au fond de la courbure de la sonde. »

Dans cette partie de l'opération il arrivait souvent qu'aussitôt que le bistouri pénétrait dans la vessie, l'extrémité obtuse de la sonde cessait de former un point d'appui et de soutenir ce viscère au-dessus du niveau du pubis, de sorte que la sonde elle-même franchissait l'ouverture de la plaie extérieure. Il en résultait à l'instant même un affaissement subit de la vessie, qui s'enfonçait derrière et au-dessous du bord du pubis, ce qui entravait ainsi la terminaison de l'opération, parce qu'il devenait difficile d'achever l'incision de la paroi antérieure de l'organe. Lorsque cet inconvénient n'avait pas lieu, c'était, je pense, parce qu'en élevant le fond de la vessie avec la sonde, il poussait l'extrémité de l'instrument avec une telle force contre la membrane muqueuse, que les parois de la vessie formaient alors une saillie conique au-delà de la plaie des tégumens, de sorte que le bout de la sonde se maintenant quelques instans dans cette espèce de cul-de-sac, retenait la vessie élevée au-dessus du pubis, assez long-temps pour que l'opérateur pût introduire son doigt dans la cavité de ce viscère.

L'auteur paraît avoir reconnu cet inconvénient quand il a ajouté, que le chirurgien « re-» tient toujours en place le bec de la sonde avec

» son doigt observateur (1). « Mais je puis assurer qu'il n'agissait pas ainsi, et que d'ailleurs
cette manœuvre n'était pas possible sans entra-
ver l'opération d'une autre manière. Car, lorsqu'on enfonce le bistouri en bas dans la rainure
de la flèche, le pouce, l'indicateur et le médius
de la main gauche sont employés à maintenir
solidement la sonde et à l'assujétir de telle
sorte, que la pointe du bistouri ne puisse dévier ou sortir de la rainure; et, lors même
qu'il serait possible d'allonger l'indicateur ou
le médius pour l'appuyer sur l'extrémité obtuse de la sonde, cela ne pourrait empêcher
qu'elle cessât de former un point d'appui qui
soutînt la vessie élevée aussitôt, qu'on engage
la pointe du bistouri dans la cannelure de la
flèche.

Il était curieux de voir avec quelle promptitude et avec quelle dextérité (ce dont j'ai été
plusieurs fois le témoin oculaire (2), le frère
Cosme obviait à cet inconvénient, quand il se
présentait, en introduisant son bistouri *lenti-*

---

(1) Loc. cit., pag. 66.

(2) Pendant mon séjour à Paris, j'eus l'avantage d'assister
à plusieurs opérations de taille hypogastrique, particulièrement sur la femme, pratiquées par le frère Cosme, faveur
qu'il accordait difficilement aux gens de l'art, nationaux ou
étrangers.

culé le long du manche de la sonde, ou bien son bistouri *caché*. A l'aide de l'un ou de l'autre de ces deux instrumens il prolongeait l'incision de la paroi antérieure de la vessie autant qu'il le fallait, et il introduisait le doigt dans la cavité de ce viscère, quoiqu'il fût enfoncé sous le pubis, pour aller toucher la pierre. Néanmoins, on ne peut douter que le défaut d'un point d'appui pour maintenir la vessie élevée au-dessus du pubis, quand on incise la paroi antérieure de cet organe, est un grand obstacle à la promptitude et à la précision nécessaires dans cette partie de l'opération, fût-elle même pratiquée par le chirurgien le plus adroit et le plus exercé.

En réfléchissant à cet inconvénient, il se présenta naturellement à ma pensée un moyen de l'éviter. Lorsque le fond de la vessie est relevé par la sonde à dard, il suffit alors de commencer l'incision de sa paroi antérieure, non pas exactement le long de la tige de la flèche, mais à une ligne et demie environ du point où elle a traversé la vessie; de cette manière l'extrémité arrondie de la sonde, sur laquelle appuie ainsi une bride formée par la paroi de la vessie, maintient son fond relevé, sans qu'il y ait à craindre que cette poche membraneuse glisse et abandonne l'instrument pendant que l'opérateur incise de haut en bas la paroi antérieure dans l'étendue proportionnée au volume de la pierre à extraire.

Afin qu'on pût pratiquer cette incision dans une direction exactement parallèle à l'axe longitudinal de la vessie, j'ai fait pratiquer dans la concavité de la sonde une large gouttière (1), dont les bords sont assez relevés latéralement pour qu'il soit facile de les reconnaître par le toucher, à travers la paroi antérieure de la vessie avant de l'inciser. Le fond de cette gouttière se trouve partagé en deux par la saillie que forme la tige de la flèche (2), et la pointe du bistouri chemine dans l'une ou dans l'autre de ces rainures, de manière qu'il est impossible que le tranchant puisse vaciller, quand on incise de haut en bas. Rousset proposa, pour remplir ce but, un cathéter ordinaire, cannelé sur sa convexité; mais je ne conçois pas comment il a pu présumer qu'on pourrait retourner le cathéter dans la vessie, de manière à ce qu'il présentât sa convexité du côté antérieur de la vessie, pour en faciliter l'incision.

L'Héritier (3) pensait qu'un cathéter ordi-

---

(1) Pl. II, fig. II, a a, b b.
(2) Pl. II, fig. II, c.
(3) Deschamps, *Traité de l'opération de la taille*, vol. II, pag. 338.

naire, ouvert dans sa concavité, pouvait suppléer au défaut de sonde à dard. C'est ce que je crois d'autant plus probable, que tout récemment la taille hypogastrique a été pratiquée avec un plein succès, chez l'homme, en employant un cathéter ordinaire et solide. Néanmoins il est certain que la sonde *à dard*, qu'on peut ainsi faire saillir au-dehors de la plaie extérieure, est le moyen le plus prompt et le plus sûr de soulever la vessie et de la maintenir ainsi relevée au-dessus du pubis; et c'est de cette dernière circonstance, comme on le sait, que dépendent la facilité et la certitude d'inciser la paroi antérieure de la vessie, sans craindre de léser le péritoine : aussi je considère la sonde *à dard* comme un instrument fort utile. La gouttière que je propose d'y ajouter n'est pas une simple rainure creusée dans l'épaisseur de la sonde, mais bien une gorge à bords relevés sur les côtés de l'instrument. Cette modification n'apporte d'ailleurs aucune difficulté dans l'introduction de la sonde à dard dans la vessie, et surtout chez les femmes. Quand on se sert du cathéter commun, spécialement chez l'homme, pour qu'il puisse relever convenablement la vessie au-dessus du pubis, il faut que son extrémité soit très-prolongée et recourbée.

Lorsque la ligne blanche a été incisée suivant la méthode, tout à la fois simple et sûre, que nous avons indiquée précédemment, l'opérateur introduit l'index de la main gauche dans le fond de la plaie, précisément dans cet espace rempli de tissu cellulaire adipeux, qui sépare la face interne du pubis de la portion correspondante du péritoine. Il saisit alors de l'autre main la sonde à dard, dont l'extrémité est déjà engagée dans la vessie; et en combinant le mouvement de ses deux mains, il parvient à relever peu à peu cet organe au-dessus du pubis, de sorte qu'il vient faire saillie entre les bords de la plaie extérieure : cette manœuvre est surtout facile chez la femme, et chez les individus dont la vessie est ample et assez extensible. L'opérateur éloigne ensuite, à l'aide de l'indicateur de la main gauche, l'extrémité de la sonde du point où le péritoine se réfléchit sur le fond de la vessie, afin que cet organe soit percé par l'instrument à une certaine distance. Quand ce point est bien déterminé, il fait pousser le dard de la sonde par un des aides, et l'instrument sort par la plaie extérieure en traversant les parois de la vessie.

L'opérateur saisit alors la tige de l'instrument avec le pouce, l'indicateur et le médius de la main gauche, tandis qu'avec l'autre

main il enfonce la pointe d'un couteau à tranchant convexe (1) dans l'épaisseur de la paroi
antérieure de la vessie, à une ligne et demie de
l'endroit où elle est traversée par la flèche de la
sonde, et il la fend dans l'étendue nécessaire,
en dirigeant le bistouri de haut en bas le long
de la gouttière qui occupe la concavité de la
sonde. Une incision de dix ou douze lignes au
plus suffit pour l'extraction d'une pierre d'un
volume assez considérable, pourvu que l'aponévrose abdominale ait été assez largement incisée, car elle est la seule des parties intéressées
dans cette opération, qui pourrait alors opposer
quelque résistance. Si l'incision de cette aponévrose avait, en effet, une ligne de moins que
l'étendue nécessaire au passage du calcul embrassé par les tenettes, elle empêcherait qu'on
ne pût l'extraire, quels que soient les efforts
qu'on mettrait en usage pour y parvenir.

Le bistouri courbe dont se servait le F. Cosme
n'est pas aussi avantageux pour pratiquer cette
incision que le bistouri droit à tranchant convexe, car lorsque sa pointe a percé la vessie,
elle abandonne la cannelure de la sonde et s'enfonce dans l'épaisseur de la paroi antérieure de

______

(1) Pl. II, fig. IV. Pour de jeunes sujets, le couteau doit
avoir une lame plus étroite que celle qui est représentée ici.

la vessie, aussitôt que l'opérateur élève un peu sa main ; en outre, avant de retirer le couteau convexe sur son tranchant, on se sert du talon de sa lame pour glisser le doigt indicateur de la main gauche dans la cavité de la vessie, et l'on fait alors retirer la sonde par un aide. Ce même doigt, à l'aide duquel l'opérateur touche la pierre, sert en même temps de guide pour introduire le *crochet suspenseur* (1), que l'on donne à tenir à un aide placé au côté droit du malade, et qui, par son moyen, soutient la vessie relevée, et empêche que les intestins ne la dépriment. L'opérateur porte ensuite les ténettes le

---

(1) Pl. II , fig. V. « Pour se servir du crochet suspenseur de
» la vessie, l'opérateur introduit le crochet annulaire dans sa
» capacité, par l'incision faite à cet organe, et le substitue à
» l'index de sa main gauche qu'il y avait introduit d'abord et
» recourbé sous l'angle supérieur de la plaie de la vessie, vers
» l'ouraque, pour la soutenir ainsi que la cloison du péritoine
» poussée par les intestins. Le suspenseur ainsi disposé, l'opé-
» rateur le confie à un aide, qui saisit la plaque ou le manche
» entre le pouce et les deux premiers doigts de l'une de ses
» mains, pour le tenir ferme, et soutenir la paroi supérieure de
» la vessie, ainsi que le péritoine, en soulevant ce crochet et
» le tirant obliquement en haut vers l'ombilic, mais avec
» modération et circonspection.

» Cet instrument facilite l'opération, en ce qu'il occupe
» beaucoup moins de place que le doigt de l'opérateur, pour
» soutenir la paroi supérieure de la vessie, et qu'il lui rend
» sa main gauche libre pour charger et tirer la pierre. »
(Ouv. cité, pag. 264, explic. des fig.) *Addit. du Trad.*

5

long de son doigt, saisit la pierre et l'extrait en suivant les règles prescrites pour cette partie de l'opération (1).

J'ai dit plus haut que l'avantage du procédé opératoire du F. Cosme, sur celui de Rousset et de Douglas, consistait principalement en ce que l'élévation de la vessie au-dessus du pubis n'était pas déterminée par la rétention de l'urine ou par l'injection d'une quantité abondante de liquide dans sa cavité, moyens qui sont inexécutables chez la femme et chez les individus très-irritables. En admettant, d'ailleurs, qu'on pût toujours les mettre en usage, il est évident que le liquide s'écoulerait à la première ponction de la vessie, qui s'affaisserait alors instantanément et s'enfoncerait derrière le pubis,

---

(1) Sir Everard Home emploie, pour cette partie de l'opération, un instrument différent des ténettes ordinaires : c'est une espèce de pince dont les branches, fort alongées et très-étroites, sont recourbées à-peu-près comme celles d'un forceps ; elles s'écartent ou se rapprochent au moyen d'un ressort placé entre leurs extrémités supérieures, plus larges que les inférieures ; à ces dernières est fixé un réseau de soie très-fort, assez lâche pour former une espèce de sac quand elles sont rapprochées, et qui s'étend jusqu'au tiers environ de leur longueur. Il s'est servi de cette pince dans une opération de taille hypogastrique, qu'il a pratiquée avec succès en introduisant la sonde à dard par le canal de l'urètre. *Transact. philos.* '1820.' (*Archiv. gén. de med.*, tom. II, pag. 142.) (*Addit. du traducteur.*)

circonstance qui rend l'opération au moins très-difficile, si elle ne s'oppose même à son exécution. On voit donc que, malgré la modification avantageuse due à l'emploi de la sonde à dard, le procédé du F. Cosme présente à-peu-près les mêmes inconvéniens que ceux de Rousset et de Douglas, et qu'ils n'existent pas quand on le pratique avec les légers changemens que je viens d'indiquer.

Après l'extraction de la pierre, le F. Cosme introduisait, par le canal de l'urètre, dans la vessie, une sonde d'un gros calibre, par laquelle l'urine pouvait s'écouler librement. La présence de cette sonde dans la vessie est d'une nécessité indispensable jusqu'à la guérison de la plaie intérieure ; il faut prendre la même précaution chez la femme. Quant au pansement de la plaie, immédiatement après que la pierre était extraite, il consistait dans l'introduction d'une bandelette de linge fin, effilée sur ses bords, large d'un pouce et longue de six, qu'il faisait pénétrer entre les lèvres de la plaie, et qu'il enfonçait jusque dans la cavité de la vessie (1).

______

(1) « Quant à la plaie de l'hypogastre, le pansement con-
» siste particulièrement, d'abord, après la sortie de la pierre
» et l'introduction de la canule par le périnée masculin, ou
» l'urètre féminin, à porter avec la pincette à anneau, et à
» la faveur du doigt observateur, le bout d'une bandelette de

Cette méthode me paraît devoir être modifiée, car l'expérience m'a démontré qu'autant il est avantageux d'introduire dans la plaie de l'hypogastre une bandelette qui pénètre jusqu'au tissu cellulaire, intermédiaire au pubis et au péritoine, dans le but d'éviter l'épanchement d'urine dans les parties voisines de la vessie, autant il est inutile et même dangereux d'introduire cette bandelette jusque dans la cavité de la vessie, et de l'y laisser pendant les trois premiers jours qui suivent l'opération, ainsi que le faisait le F. Cosme. J'ai observé, en effet, que l'écoulement de l'urine s'effectuait très-facilement par la plaie extérieure, sans que la bandelette fût enfoncée de

---

» linge, large d'un pouce et longue de six ou sept, au fond
» de la plaie dans la vessie, pendant qu'on place l'autre
» bout à côté de la plaie externe, afin que le dégorgement
» de cette plaie, s'il y en a, coule au dehors à la faveur de
» cette petite bande, qu'on couvre avec la plaie, d'un plumas-
» seau plat et d'une compresse qu'on change à volonté, lors-
» que l'humidité excessive ou quelque autre raison l'exige.
» Parvenu au deuxième ou au troisième jour, on retire
» cette petite bande, et on se borne à contenir les lèvres de
» la plaie, à moitié rapprochées, par le moyen d'un emplâtre
» ou petite plaque de toile longuette, de six à sept pouces, et
» large de deux pouces ou environ, fenêtrée dans son milieu
» et enduite dans toute sa longueur avec la colle susdite, et,
» appliquée transversalement sur les lèvres de la plaie. » *Loc*
cit., pag. 61.

manière à plonger dans la vessie. Cette méthode est d'ailleurs évidemment vicieuse, et l'on conçoit tous les inconvéniens qui peuvent résulter de l'introduction d'un corps étranger entre les lèvres de la plaie de la vessie, surtout pendant les trois premiers jours, époque à laquelle, comme on sait, se développe l'inflammation *adhésive*, et qui est alors sans résultat, puisqu'on s'oppose au rapprochement des bords de la plaie. Il est vrai que souvent, après l'opération de la taille *hypogastrique*, de même qu'après la taille *latérale* du périnée, on voit la plaie prendre, dans les premiers jours, un aspect grisâtre, soit que cette altération dépende immédiatement du froissement produit par l'introduction des instrumens ou la sortie du calcul, ou qu'elle soit causée ultérieurement par le contact irritant de l'urine. Néanmoins, quoique cet accident, qu'on pourra éviter en déchirant le moins possible le tissu cellulaire intermédiaire à la vessie et au pubis, retarde la réunion de la plaie, il n'entraîne jamais aucune suite fâcheuse, et au bout de six ou sept jours, cette surface grisâtre se sépare complètement des parties sous-jacentes et laisse à découvert une plaie vermeille.

Les modifications que j'ai apportées au procédé opératoire du F. Cosme, pour la taille hypogastrique, furent employées, en 1808, dans cette école, en pratiquant cette opération chez la femme, et le succès que j'en espérais répondit pleinement à mon attente. Tout me porte à croire que la taille hypogastrique, pratiquée ainsi que je viens de l'exposer, particulièrement chez les femmes, ne doit plus être considérée comme une opération aussi dangereuse qu'on l'avait pensé jusqu'à présent.

Les circonstances qui peuvent décider à pratiquer la taille hypogastrique dans les deux sexes, sont, à mon avis, subordonnées à plusieurs considérations qu'il est important de signaler. Les auteurs qui ont écrit sur la lithotomie, à l'exception de Deschamps, conseillent d'extraire la pierre de la vessie par-dessus le pubis, toutes les fois qu'elle est d'un volume tel qu'elle remplit la plus grande partie ou la totalité de la capacité de la vessie, parce qu'alors son extraction est impossible par le périnée. Je pense que ce précepte général, de même que celui de Celse : *Meliùs anceps quàm nullum afferre remedium*, présente ici quelques exceptions, ainsi que pour d'autres opérations très-graves, et qu'on ne doit pas s'en prévaloir pour opérer dans tous les cas. Quand la pierre est volumineuse et qu'elle séjourne depuis long-

temps dans la vessie, les parois de cet organe
sont toujours alors plus ou moins épaissies,
moins irritables et moins contractiles, et disposées à contracter une inflammation chronique
qui amène à sa suite l'ulcération de ces parois,
et consécutivement celle des uretères et du
tissu des reins.

Tous les auteurs, en effet, qui ont tracé une
histoire exacte des maladies en général, ont
parlé de cet état morbide de la vessie, lorsqu'elle est irritée depuis long-temps par la présence d'une pierre. Ruisch (1) a trouvé dans ce
cas les parois de cet organe d'un doigt d'épaisseur; Rivière (2) et le F. Cosme (3) les ont vues
offrir un épaississement d'un pouce, et Camera-
rius (4) en cite un de deux pouces. Nous pos-
sédons dans le Cabinet d'anatomie patholo-
gique de cette école une vessie dont la capacité est presque entièrement remplie par
un énorme calcul : ses parois ressemblent plutôt, par leur épaisseur et leur dureté, à une
large bourse de cuir qu'à un organe creux,
dont les parois sont naturellement formées par

---

(1) Obs. 89.
(2) Praxis méd., lib. IV, pag. 27.
(3) Loc. cit., obs. VIII, pag. 148.
(4) Ephem. N. C., art. 3, obs. 40.

l'entrelacement de fibres musculaires déliées, recouvertes par une membrane molle et très-mince. Enfin , des observations ultérieures et assez nombreuses ont confirmé cette remarque de Morand (1) : *que les grosses pierres ne se trouvent que dans les vessies racornies.*

On conçoit que dans des circonstances analogues à celles dont il est ici question, la taille hypogastrique est d'une exécution bien plus difficile et même dangereuse, à cause de la difficulté qu'on éprouve à introduire la sonde à dard entre la pierre et la paroi antérieure de la vessie ; et, d'un autre côté, parce que les parois de cet organe, contractées et épaisses, ne sont plus susceptibles d'une extension assez grande pour qu'on puisse les relever au-dessus du pubis (2). En outre, si l'on considère l'altération

____

(1) Haut appareil , pag. 91.

(2) Muller (Joh. Sigis.) a rapporté un exemple remarquable de l'épaississement des parois de la vessie chez un enfant âgé de huit ans; elles étaient en même-temps tellement contractées sur un calcul qui remplissait exactement leur cavité, que l'extraction en fut impossible. Voy. *Rarâm de calculo vesicœ observationem atque epicrisin , etc.* Francfort-sur-le-Mein, 1768. L'expérience a démontré depuis long-temps que l'épaississement des parois de la vessie est le plus souvent causé par la présence d'un ou plusieurs calculs. *Sœmmering , Traité des maladies de la vessie et de l'urètre:* Paris, 1824. (*Note du traducteur.*)

profonde du tissu de ces parois, qui sont généralement épaissies et endurcies, on a tout lieu de
craindre que leur incision, au lieu de se réunir
sous l'influence du développement d'une inflammation adhésive, ne fasse que hâter les progrès
de la phlegmasie chronique et ulcéreuse dont
elles sont le siége, et consécutivement la mort
du malade.

Quoique la taille hypogastrique soit un moyen
certain d'extraire de la vessie des calculs trop
volumineux pour que leur extraction soit possible par le périnée, on voit donc qu'elle est,
comme toutes les grandes opérations de la chirurgie, subordonnée à certaines circonstances
qu'on doit toujours prendre en considération.
C'est pourquoi je pense que, lorsque la présence
d'une pierre très-grosse dans la vessie est accompagnée d'un écoulement continuel d'urine trou-
ble et fétide, avec fièvre et amaigrissement du
malade, que la vessie est dure, racornie, retirée derrière le pubis, de sorte qu'il soit impossible d'introduire la sonde entre la pierre et la
paroi antérieure de la vessie, il ne faut pas
pratiquer la taille hypogastrique dans le but
d'enlever la cause de ces divers accidens, parce
que l'opération ne peut alors que hâter la terminaison funeste de la maladie.

La possibilité de pratiquer avec succès la

taille hypogastrique chez l'homme, sans qu'il soit nécessaire de faire une incision au périnée, a été démontrée par l'observation que M. Home a consignée dans les *Philos. Transact.*, 1820, P. II. Cet habile chirurgien a opéré ainsi avec un succès complet un jeune homme de seize ans. Ce fait ne concourt-il pas à prouver que la taille hypogastrique semble toucher au plus haut degré de perfection qu'elle puisse atteindre (1)?

---

(1) Au lieu de faire une boutonnière au périnée, le chirurgien anglais introduit la sonde à dard par l'urètre ; se sert d'un bistouri simple, au lieu du trois quarts bistouri, et favorise l'écoulement de l'urine, en plaçant une sonde de gomme élastique dans la vessie, par l'urètre. En résumé, la méthode sus-pubienne est loin d'exposer à tous les graves inconvéniens qu'on lui attribue, et les cures nombreuses obtenues par son moyen prouvent au contraire en sa faveur. On peut consulter à ce sujet la thèse de mon compatriote et condisciple, le docteur Hunault, intitulée : *Recherches comparatives sur la lithotomie.* Paris, 1824. On a surtout reproché à cette méthode de donner lieu à des accidens funestes, résultant de l'infiltration urineuse. Des expériences faites récemment à ce sujet par mon ami, M. Pinel-Grandchamp, et qu'il vient de communiquer à l'Académie royale de Médecine, démontrent la possibilité d'éviter ces épanchemens, quelle que soit l'étendue de la plaie de la vessie, par l'application de la suture. Les résultats constamment heureux qu'il a obtenus et que j'ai observés, permettent d'espérer que peut-être on pourra, plus tard, donner par ce moyen plus de certitude au succès de la taille hypogastrique. (*Note du Trad.*)

PREMIER MÉMOIRE

SUR

LA TAILLE RECTO-VÉSICALE.

INTRODUCTION DU TRADUCTEUR.

La taille recto-vésicale, qui fait le sujet du troisième Mémoire du savant professeur de Pavie, a été proposée en France, il y a déjà plusieurs années, par M. Sanson. Deux ans après, M. Vacca publia un premier Mémoire dans lequel il exposa les avantages de ce procédé opératoire, auquel il avait apporté quelques modifications. Plusieurs chirurgiens célèbres d'Italie élevèrent alors contre cette nouvelle méthode des objections nombreuses, que le professeur de Pise s'attacha à réfuter par des faits et des raisonnemens très-bien déduits, qui font la matière du second Mémoire, à l'occasion duquel Scarpa publia celui dont je donne aujourd'hui la traduction. Ces diverses considérations m'ont engagé à mettre ici sous les yeux du lecteur les procédés de MM. Sanson et Vacca. J'ai pensé que l'exposé succinct des diverses méthodes mises en usage pour pratiquer la taille recto-vésicale formait tout naturellement l'introduction à ce troisième Mémoire.

Méthode pour arriver à la vessie par son bas-fond (1).

Quand on a constaté d'une manière positive les rapports du rectum avec la partie membraneuse de l'urètre, la prostate et le bas-fond de la vessie, il est aisé de voir qu'en incisant le sphincter de l'anus, du rectum vers la racine de la verge, on met à nu non-seulement la pointe de la prostate, mais encore une portion plus ou moins considérable de sa face inférieure, et qu'alors on peut pénétrer dans la cavité de la vessie, ou par le col de cet organe, en traversant la prostate, ou par son bas-fond, en longeant sa partie postérieure. Nous allons décrire d'abord ce second procédé.

Après avoir disposé le cadavre comme pour

---

(1) L. J. Sanson, *des Moyens de parvenir à la vessie par le rectum*, Dissert. inaug. Paris, 1817, in-4°.

la taille ordinaire, et après avoir placé un cathéter que l'on confie à un aide, en lui recom-
mandant de se tenir dans une direction parfaitement verticale, on introduit dans le rectum
le doigt indicateur de la main gauche, dirige
dans le sens de la supination. On glisse à plat
sur la face palmaire de ce doigt la lame d'un
bistouri ordinaire, et, après avoir tourné son
tranchant en haut, on incise d'un seul coup, et
dans la direction du raphé, le sphincter externe de l'anus et la partie la plus inférieure du
rectum qu'il enveloppe. La face inférieure de
la prostate se trouve ainsi à découvert; alors, en
promenant le doigt le long de cette face jusqu'en arrière de la glande, on reconnaît facilement à travers l'épaisseur peu considérable des
parties que forment le rectum et le bas-fond de
la vessie adossés, le cathéter que l'aide a toujours maintenu dans la même position; on
plonge dans cet endroit, et en se dirigeant sur
sa cannelure, la pointe du bistouri, avec lequel
on fait une incision d'environ un pouce, L'urine
qui sort alors par la plaie donne l'assurance
qu'on a pénétré dans la vessie.

Après l'opération pratiquée de la manière qui
vient d'être exposée, et le cadavre étant toujours
maintenu dans la même position, l'inspection

des parties fit reconnaître, à la partie supérieure de l'anus, une plaie divisant le sphincter
externe dans presque toute son épaisseur, et au
fond de cette plaie une incision presque verticale, à travers laquelle on pouvait voir distinc-
tement et facilement l'intérieur de la vessie;
au-dessus de cette plaie, l'anus largement ouvert à cause de l'incision du sphincter.

La vessie, vue par l'intérieur, présenta une
incision commençant immédiatement derrière
son col, et qui s'étendait, en suivant exactement la ligne médiane, jusqu'au milieu de l'espace qui sépare les orifices des uretères.

Les fibres du sphincter, la partie la plus
basse du rectum, la partie la plus reculée de la
prostate et le bas-fond de la vessie avaient été
seuls intéressés.

*Méthode pour pénétrer dans la vessie par le
col de cet organe (1).*

Le sphincter étant incisé, une seconde route
se présente pour conduire à la vessie; c'est celle
qui mène à sa cavité par son col.

Si, au lieu de commencer la seconde incision

____

(1) Même dissertation.

en arrière de la prostate, on la commence au dessous ou au devant de cette glande, le bistouri étant dirigé vers la cannelure du cathéter, on divisera sur la ligne médiane la prostate, la portion prostatique du canal de l'urètre et le col de la vessie, auquel on pourra à volonté faire une incision de douze à quinze lignes, sans toucher de nouveau au rectum : on voit donc que par ce procédé on incise avec l'instrument tranchant toutes les parties qu'on dilatait ou plutôt qu'on déchirait par la méthode de Marianus-Sanctus.

En divisant par l'instrument les parties *sur la ligne médiane*, on réunit donc les avantages de l'appareil latéral à ceux du grand appareil, en évitant leurs inconvéniens les plus fâcheux ; car on reste toujours exposé à ceux qui résultent de la section du col de la vessie.

C'est surtout dans ce cas qu'il est nécessaire que l'aide chargé du cathéter le maintienne dans une situation parfaitement verticale : sans cette précaution, on s'exposerait à blesser un des canaux éjaculateurs, lésion qui, au reste, paraît peu grave ; car en réfléchissant un peu à leur direction, on se convaincra facilement que l'un d'eux, le gauche, doit être assez souvent intéressé dans la taille par l'appareil latéral, sans cependant qu'il paraisse en résulter aucune suite fâcheuse. D'ailleurs, ajoute M. Sanson, ce que j'avance ici est conforme à l'opinion de plusieurs praticiens distingués de la capitale.

Au reste, même facilité que par le premier procédé, et même avantage pour éviter l'hémorrhagie et la piqûre du rectum, puisqu'on l'a constamment sous les yeux et sous la main.

Tels sont les deux procédés indiqués par M. Sanson. Dans ce dernier, tout semble, dit-il, approuvé par l'expérience et les faits pathologiques, qui viennent, pour ainsi dire en foule, se présenter à l'appui. 1°. La section du col de la vessie et de la prostate, dans la taille par l'appareil latéral, celle du sphincter dans l'opération de la fistule à l'anus, se reproduisent tous les jours sans que les malades restent pour cela atteints d'infirmités graves ou dégoûtantes. 2°. Ne sait-on pas que lorsque le rectum a été blessé dans l'opération de la taille ordinaire, il ne reste souvent d'autre parti à prendre, pour éviter une fistule incurable, que d'inciser toutes les parties comprises entre la piqûre et l'extérieur, et que ce moyen, employé plusieurs fois par Dessault (1), n'a jamais manqué de réussir?

Quant au premier procédé, les avantages

______

(1) *OEuvres chirurg.*

qu'il présente, suivant ce chirurgien, sur les autres méthodes de pratiquer la taille, sont nombreux.

1°. Facilité et promptitude dans l'exécution, qui sont telles, que deux traits de bistouri suffisent ordinairement pour pratiquer l'opération.

2°. Le peu de danger qui accompagne la lésion des parties intéressées.

3°. Le peu de profondeur de la plaie, qui permet de voir jusque dans la cavité de la vessie; d'où résulte plus de facilité pour l'extraction des calculs, moins de dangers consécutifs pour la vessie et le péritoine.

4°. La certitude d'éviter l'hémorrhagie, aucun vaisseau considérable ne se trouvant sur la ligne médiane, et d'ailleurs la plaie présentant toutes les facilités pour y appliquer des ligatures.

5°. La certitude d'éviter les incontinences d'urine et les inflammations de la prostate, cette glande et le col de la vessie étant ménagés.

6°. La possibilité d'extraire les pierres les plus volumineuses par la partie la plus large du détroit inférieur du bassin.

Les seules objections qu'on puisse faire à cette méthode, dit l'auteur, c'est d'abord la blessure du rectum à la partie inférieure, qu'on regarde généralement comme fort grave, et sur le danger de laquelle il fait voir qu'on n'a que des craintes illusoires ; 1°. parce que le péritoine est trop éloigné de ce point; 2°. parce que la structure de l'intestin, en cet endroit, est différente de ce qu'elle est dans le reste de son étendue ; 3°. enfin, parce qu'on voit tous les jours, par les opérations de fistules stercorales, que cette lésion n'entraîne absolument aucun danger.

En second lieu, la communication établie entre la vessie et le rectum, qui rend possible et même probable le passage des matières fécales de celui-ci dans le réceptacle de l'urine, et réciproquement le passage de l'urine dans le rectum ; d'où l'établissement d'une fistule stercoro-urinaire. L'auteur a tenté de détruire cette objection par des argumens tirés de la situation et de la direction respectives des deux plaies de la vessie et du rectum, qui sont telles, que les matières fécales ne peuvent pénétrer dans la vessie sans suivre une marche rétrograde et tout opposée à leur cours naturel, surtout dans le moment de la défécation. En outre, il pense qu'il est facile d'opérer de manière à prolonger l'incision davantage du côté de la vessie que du côté du rectum, de sorte que ce dernier formerait une espèce de valvule, qui, permettant à l'urine de s'écouler, s'opposerait presque certainement au passage des matières ; enfin, en supposant même qu'une petite quantité de ces matières pénétrât dans la vessie, elles seraient bientôt délayées et entraînées par l'urine, etc., etc.

Dans un premier Mémoire (1), le professeur Vacca Berlinghieri discuta les diverses raisons émises par M. Sanson, au sujet des objections qu'on peut opposer à la taille recto-vésicale ; et tout en reconnaissant que l'introduction des matières stercorales dans la vessie n'est pas un cas aussi grave qu'on pourrait d'abord le croire, il fit remarquer que cet accident n'était pas absolument mortel. Il n'en faut pas conclure qu'il est sans gravité, sans danger même ; car ceux chez qui il a eu lieu ont éprouvé des symptômes beaucoup plus inquiétans que chez ses opérés qui ne l'ont jamais présenté.

Vacca pense que cet inconvénient n'est pas inhérent à la méthode générale d'extraire la pierre par le rectum, mais seulement au pro-

____

(1) *Mémoire sur la Méthode d'extraire la pierre de la vessie urinaire par la voie de l'intestin rectum*, trad. de l'italien par Blaquière. Paris, 1821.

cédé opératoire préféré par M. Sanson, et qu'ont mis à exécution plusieurs praticiens. On s'y soustrait facilement en incisant l'urètre, la prostate et le col de la vessie, et en évitant avec soin d'intéresser son bas-fond. Par ce moyen, la plaie de l'intestin est au moins d'un pouce plus basse que celle du col de la vessie (1); les lèvres de cette dernière se trouvant ordinairement en contact, ne s'écarteront que pour le passage de l'urine; en outre, les parois de l'intestin servent d'une véritable valvule, qui s'oppose au passage des matières stercorales dans la vessie.

Ce procédé est d'ailleurs d'une exécution plus facile; car il est bien plus aisé de rencontrer la cannelure du cathéter à travers l'urètre et la prostate, qu'à travers les parois de la vessie. L'incision du col, préférablement à celle du bas-fond, a encore pour effet d'abréger la guérison, en éloignant la crainte d'une fistule; et bien que les plaies de ce bas-fond puissent certainement guérir sans en laisser (ce que l'observation a démontré), pourtant, à circonstances égales, elles guériront

---

(1) On voit que le procédé adopté exclusivement par Vacca est le même que le deuxième du docteur Sanson, et sur lequel, à la vérité, ce chirurgien paraît avoir le moins insisté.

plus lentement, parce que, dans ce cas, l'écoulement de l'urine par la plaie est continuel, et que dans l'autre, il n'a lieu que par intervalles, lorsque la vessie se vide. L'expérience a prouvé cette vérité au professeur Vacca, qui a toujours obtenu des guérisons plus promptes que les autres.

Description du procédé opératoire du professeur Vacca.

Le malade étant situé comme pour l'appareil latéral, on introduit le cathéter dans la vessie, et on le confie à un aide, qui aura soin de le tenir ferme et perpendiculairement au pubis, sans l'incliner ni à droite ni à gauche, de façon que la ligne moyenne de la cannelure, c'est-à-dire sa partie la plus profonde, corresponde à la ligne médiane de l'urètre et au raphé; alors l'opérateur prend le bistouri de la main droite, comme pour couper de dedans en dehors, le tranchant de la lame dirigé en haut, l'index et le pouce saisissant l'instrument au point de réunion du manche et de la lame, de manière à les maintenir tous les deux à-la-fois. Les choses ainsi disposées, le chirurgien enduit d'un corps gras l'indicateur de la main gauche, et en applique la face palmaire sur un des côtés de la lame du bistouri, assez fortement pour que le tranchant soit un peu caché dans la pulpe du doigt, et fasse, pour ainsi dire, corps avec lui, en sorte qu'il soit possible d'introduire les deux ensemble dans le rectum sans le blesser. Il procède alors à cette introduction, la face dorsale du doigt tournée vers le sacrum, sa face palmaire vers la symphise du pubis, et pénètre ainsi de dix à douze lignes ; puis, repoussant du même doigt la paroi postérieure de l'intestin dans le sens du sacrum, pour laisser un jeu facile à l'instrument, il fait éprouver un changement de direction à la lame, au moyen de la main droite.

Dans ce changement, le dos du bistouri doit appuyer sur la pulpe de l'indicateur ; son tranchant regarde la partie antérieure du rectum, et est dirigé suivant le raphé. En ce moment, l'indicateur, qui avait été porté en arrière, se reporte en avant en appuyant sur le dos du bistouri, plonge le tranchant et la pointe de celui-ci dans la paroi antérieure de l'intestin, tandis que la main droite, en le retirant, achève la section de la paroi antérieure du rectum, du tissu cellulaire placé entre lui et l'urètre, et du sphincter externe. Cette incision ne doit pas s'étendre au-delà de huit à neuf lignes sur le périnée. Cela fait (un instant suffit), l'opérateur abandonne de l'indicateur gauche le dos du bistouri, tourne la face dorsale de ce doigt à gauche, le bord cubital en haut, puis, d'un effort presque insensible de ce doigt, change la direction du bistouri, tenu par la main droite, sans le quitter ni se faire aider de personne ; il retourne le tranchant en bas, c'est-à-dire du côté opposé à celui où il était auparavant.

Ces mouvemens très-faciles et très-prompts étant exécutés, l'index et le pouce de la main droite ayant pris aussi une position convenable à la nouvelle direction du bistouri, le chirurgien introduit l'indicateur gauche dans la plaie du sphincter, et cherche de l'ongle (qu'on doit toujours avoir long quand on pratique cette opération) la cannelure du cathéter à travers les parois de l'urètre. La cannelure rencontrée, il fait suivre au bistouri, tenu comme nous l'avons dit, l'ongle de l'indicateur gauche, incise l'urètre, et arrive avec cet ongle et le bistouri dans la cannelure du cathéter, tenu fixe par un aide, dans la situation verticale déjà indiquée. Alors il guide par ce moyen son instrument jusque dans la vessie, et incise le col et la prostate dans une plus ou moins grande étendue, selon le volume et la forme qu'il suppose à la pierre ; et comme ici l'on est fort exposé à se tromper, Vacca conseille de tenir la plaie plutôt petite que grande, parce qu'on a toute facilité pour l'agrandir : on profite ensuite de cette incision pour pénétrer jusque dans la vessie ; et ici le cathéter, devenu inutile, doit être retiré. A l'aide du doigt on juge alors de la grandeur de la plaie, de ce qu'il y aurait de mieux à faire relativement au volume et à la forme du calcul, et l'on voit s'il est nécessaire de laisser la plaie telle qu'elle est ou de l'agrandir, ce qu'il est facile d'effectuer en conduisant le bistouri avec le doigt ; ou, si l'on craint que sa pointe ne blesse ou ne pique la vessie, on se sert d'un bistouri boutonné.

On introduit les tenettes en suivant le doigt, car tous les conducteurs imaginés à cet effet, toutes les espèces de gorgerets, sont des instrumens parfaitement inutiles, qui n'ont d'autre avantage que de rendre l'opération un peu plus longue, un peu plus compliquée et nullement plus sûre. Ces observations, ajoute-t-il, sont applicables à toutes les méthodes.

Ce fut à l'occasion de ce premier Mémoire, que Scarpa écrivit au professeur Maunoir la lettre qui suit, et dans laquelle il exposait son opinion sur la taille recto-vésicale ; ce fut en partie dans le but de combattre plusieurs des objections qu'elle renferme, que Vacca publia un second Mémoire, auquel le célèbre chirur-

gien de Pavie répondit avec détail. Je ne don-
nerai pas ici un extrait de ce Mémoire, mais
j'aurai soin de rapporter en note chacun des
points que Scarpa s'est attaché à réfuter.

LETTRE

Du professeur SCARPA *au professeur* MAUNOIR.

Mon estimable Ami,

Dans votre dernière lettre, vous me deman-
dez *s'il y a toujours en Italie des partisans de
la taille recto-vésicale; si l'on y a apporté quelques
modifications avantageuses, et quelle est mon opinion sur cette opération?*

Très-peu de praticiens la préconisent, et je
vais vous dire franchement ce que je pense de
ses avantages, ou mieux, je vais vous exposer
quelles sont les raisons qui m'empêchent de la
pratiquer de préférence à la taille *latérale.*

En lisant mon Mémoire sur la taille *hypogastrique,* vous avez bien reconnu les motifs qui
me faisaient regarder le *haut appareil,* non-seulement comme inutile, mais même dangereux
pour le malade, dans le cas où le volume de
la pierre était considérable. Mes conclusions
sont ici les mêmes au sujet de la taille *recto-*

vésicale, parce que dans cette circonstance l'issue funeste de l'opération ne dépend pas du procédé plus ou moins facile suivant lequel on l'a pratiquée, mais bien de l'état morbide des parois de la vessie qui ont été irritées pendant long-temps par un calcul volumineux.

Convenons pour un instant qu'en incisant, par le rectum, le bas-fond de la vessie, pour en extraire une pierre très-grosse, on pénètre plus promptement dans sa cavité, et qu'on ne court pas autant de risques de léser quelques parties importantes, que lorsqu'on pratique la taille *hypogastrique* (1). Mais, outre l'altération morbide de la vessie qui existe alors et qui contre-indique toujours l'opération, quel que soit le procédé qu'on suive, la taille *recto-vésicale* présente encore un très-grave inconvénient; je veux parler de la communication entretenue par le passage de l'urine et des matières fécales de l'intestin rectum dans la vessie. Sur trois individus opérés, à ma connaissance, d'après cette méthode, deux sont morts rapidement à la suite de la gangrène de la vessie, et le troisième a vécu misérablement pendant quelque

––––––––––––––––––––

(1) Un examen plus approfondi démontre que ces deux avantages sont illusoires, dans le cas où la pierre à extraire est volumineuse.

temps en urinant et en rendant par l'anus un mélange de matières fécales et d'urine.

Des résultats aussi funestes n'étaient pas favorables à la nouvelle méthode ; quelques chirurgiens italiens, sans en être partisans exclusifs , tentèrent de la modifier, afin d'en rendre les suites moins fâcheuses. Ayant reconnu que l'extraction d'un calcul de médiocre volume pourrait être facilement opérée par le périnée , sans qu'il fût nécessaire d'ouvrir le bas-fond de la vessie, ils employèrent le second procédé proposé par M. Sanson, dans lequel on incise d'abord le sphincter externe de l'anus de bas en haut, et l'on fend ensuite verticalement de haut en bas la portion membraneuse de l'urètre et la prostate, en prolongeant cette seconde incision jusqu'à celle qui est faite sur le sphincter externe de l'anus. L'opération ainsi pratiquée, présente cet avantage, c'est que les matières fécales ne pénètrent pas dans la vessie, après l'extraction de la pierre.

Ce procédé présente sans doute des chances plus favorables, mais je ne pense pas, comme on l'a prétendu , que la taille *recto-vésicale* ainsi pratiquée soit préférable à la taille *latérale* , toutes les fois que la pierre peut être extraite par le périnée. Voici d'ailleurs les raisons sur lesquelles j'appuie mon opinion. D'abord, on ne peut

pas inciser verticalement la portion membraneuse de l'urètre et la prostate, sans couper le
conduit éjaculateur du côté gauche, et quelquefois celui du côté droit. En second lieu, cette
plaie est constamment exposée au contact des
matières fécales.

Je ne puis pas affirmer d'une manière positive quelles peuvent être les suites de la section du *conduit éjaculateur* de l'un ou l'autre
côté. Je hasarderai seulement quelques réflexions à ce sujet, en attendant que l'expérience les détruise ou les sanctionne.

Chez les enfans, les *conduits éjaculateurs* sont
très-déliés, et leur cavité est plutôt lubrifiée
par une vapeur humide, que remplie d'un liquide apparent. A cet âge, s'il arrivait que l'un
ou l'autre, ou les deux à-la-fois fussent coupés,
je suis porté à croire que leur oblitération aurait lieu sans doute à la suite de l'exsudation
plastique qui existe lors de la période d'inflammation *adhésive*, et qu'ils seraient ainsi confondus
dans la cicatrice de la prostate. Une blessure
de ce genre n'aurait peut-être pas les mêmes
suites chez un adulte, ou moins facilement,
ou bien encore la plaie pourrait devenir fistuleuse, la cicatrisation n'ayant pas lieu. Or, je
vous le demande, cette ouverture accidentelle
remplira-t-elle les mêmes fonctions que l'orifice

naturel du *conduit éjaculateur?* vraisemblablement que non. On sait, d'ailleurs, qu'en général
l'extrémité libre d'un conduit excréteur présente
une inflexion particulière, un trajet qui lui est
propre, avant de s'ouvrir dans une cavité du
corps, soit intérieure, soit extérieure; que cet orifice jouit, pour ainsi dire, *d'une faculté spéciale,*
dépendante de sa structure intime, en vertu de
laquelle tantôt il retient le liquide que renferme
le conduit excréteur, tantôt il en facilite l'émis-
sion en se relâchant, comme les sphincters.
Voyez ce qui arrive après la section du conduit
de stenon. La salive coule constamment le long
de la joue par l'ouverture accidentelle; tandis
que dans l'état naturel son écoulement est
tantôt suspendu, tantôt il n'a lieu que goutte
à goutte, ou bien en grande quantité, différences qui sont dues à l'action de l'orifice du
conduit. Les conduits *lactifères* de la mamelle
qui s'ouvrent à la surface du mamelon, présentent le même phénomène quand ils ont été dé-
truits par une ulcération. Il existe également
des exemples assez nombreux de flux continuel
de semence à la suite de *l'érosion* ou d'une *destruction latérale* de l'orifice naturel des *conduits
éjaculateurs. Morgagni,* épist. XLIV, 16, 17;
Heers obs. *rariores;* acta medic. Berlin, tome IV,
décad. I; comment. Leips., XXIV; *Sauvages,*

page 108, et plusieurs autres auteurs en ont cité des exemples.

Si malheureusement le *conduit éjaculateur* du côté gauche est oblitéré à la suite de la taille *recto-vésicale*, pratiquée, soit sur un enfant, soit sur un adulte, qu'arrivera-t-il ensuite, indépendamment de la destruction d'une moitié de cet appareil? probablement ce qu'on observe dans les glandes dont le conduit excréteur a été lié. *Viberg*, professeur de médecine vétérinaire (1), a vu deux fois, dans le cheval, l'oblitération complète de la totalité du conduit des parotides à la suite d'une blessure et de l'inflammation consécutive de ce canal. Sur un autre cheval il en fit la ligature, et il observa que la glande parotide se tuméfia d'abord beaucoup; la sécrétion cessa ensuite de s'y opérer; elle s'affaissa et finit par s'atrophier. D'après ces faits, on a donc lieu de craindre que les mêmes phénomènes se représentent pour le testicule gauche, lorsqu'on a coupé le *conduit éjaculateur* de ce côté, dans l'opération de la taille *recto-vésicale*.

La lésion dont je viens de parler n'est pas la seule qui puisse altérer, ou même rendre nulles les fonctions du *conduit éjaculateur*. L'irrégularité qui résulte de la section de la

____

(1) *Effemeridi fisico-med.*, n°. III. Milano, 1804.

prostrate sur le sommet ou sur un côté du *verumontanum*, peut aussi donner à l'orifice fistuleux du conduit, quoiqu'il reste largement ouvert, une direction qui ne se trouve plus en rapport avec le trajet de l'urètre. En voici un exemple (1) :

« Un homme, âgé de trente ans, qui s'était
» marié étant à l'âge de vingt-six ans, avait
» eu de sa femme, plus jeune que lui de deux
» ans, trois enfans dans le cours de quatre
» années de mariage. Il prit alors d'une autre
» femme une gonorrhée, qui fut extrêmement
» négligée de sa part, et qui persista pendant
» deux ans. Au bout de quatre mois d'un
» traitement régulier, il parut guéri parfaite-
» ment, et il commença alors à s'approcher
» de sa femme, dont il s'était séparé depuis
» le commencement de sa maladie ; il continua
» de vivre avec elle comme auparavant. Deux
» ans après, sa femme n'étant pas encore de-
» venue enceinte, elle qui au commence-
» ment de son mariage le devenait facile-
» ment, il en fut inquiet : il me fit part de
» sa peine et de quelques accidens qui lui
» étaient restés depuis sa chaude-pisse.

---

(1) La Peyronie, *Mémoires de l'Académie Roy. de Chirurgie* tom. I, pag. 425. In-4°.

» 1°. Dans l'éjaculation, la semence n'était
» pas dardée par l'ouverture du gland comme
» ci-devant. 2°. Cette liqueur, retenue dans le
» canal de l'urètre, n'en sortait qu'en forme
» de bave, et à mesure que l'érection dimi-
» nuait ; mais elle sortait avec plus d'abon-
» dance lorsqu'on pressait la verge ou l'urètre.
» 3°. L'espèce de frémissement et la sensation
» qu'on éprouve dans le commencement de
» l'éjaculation (c'est-à-dire au moment où la
» semence s'échappe des vaisseaux éjacula-
» toires) avaient la même vivacité qu'aupara-
» vant ; mais ce frémissement et cette sensation
» ne se soutenaient pas aussi long-temps. Les
» urines sortaient facilement et à plein canal ;
» on ne pouvait par conséquent avoir aucun
» soupçon d'étranglement dans l'urètre. Il
» mourut au bout de cinq ou six ans d'une
» maladie aiguë absolument indépendante de
» son incommodité, qui fut toujours la même
» jusqu'à la mort.

» Je saisis avec empressement l'occasion de
» chercher la cause qui, depuis la guérison
» de la gonorrhée, s'était opposée à l'éjacula-
» tion ordinaire de la semence. J'ouvris l'urètre
» par le dos, c'est-à-dire par la partie supé-
» rieure de la verge , en séparant les corps
» caverneux l'un de l'autre, depuis l'ouverture

» du gland jusqu'à la vessie. Cette ouverture
» me fit découvrir une cicatrice sur l'émi-
» nence de la portion du *verumontanum* qui
» regarde la vessie. Les brides de cette cicatrice
» avaient changé la direction des vaisseaux éja-
» culatoires, de manière que leurs ouvertures,
» au lieu d'être dirigées, comme elles le sont
» naturellement, vers le bout de la verge,
» l'étaient dans le sens contraire, c'est-à-dire
» vers le col de la vessie; de sorte qu'il fallait
» nécessairement, eu égard au contour de ces
» canaux, et à la position de leurs ouvertures,
» que dans l'éjaculation, la semence, qui na-
» turellement est dirigée vers le bout du gland,
» fût réfléchie vers le côté droit du col de la
» vessie. L'injection faite par les vaisseaux dé-
» férens dans les vésicules séminales mit ce
» fait hors de doute.... »

Je dois vous rappeler ici, mon cher ami,
que presque tous les auteurs qui ont écrit sur
la Chirurgie, en parlant de l'oblitération et de
la déviation des vaisseaux éjaculateurs à la
suite de l'opération de la taille, d'où résultait
une altération de leurs fonctions, et conséquemment un obstacle plus ou moins grand
à la génération, je dois, dis-je, vous rappeler
qu'ils ont dit que cet accident n'était arrivé
que dans des cas où l'opération d'après la mé-

thode de Celse, avait été *maladroitement faite* (male eseguito), c'est-à-dire que l'incision, au lieu d'être pratiquée latéralement et obliquement du pubis à la tubérosité de l'ischion, comme dans la taille *latérale*, avait été faite suivant le trajet d'une ligne presque parallèle au raphé du périnée, à-peu-près comme dans la taille *recto-vésicale*. Tolet (1) a fait observer que cet accident peut avoir lieu quand on *pratique mal* l'opération d'après la méthode appelée *petit appareil*, puisqu'il a vu lui-même plusieurs fois, dans ce cas, l'intestin rectum être fendu verticalement. Or, quand à l'aide du doigt introduit dans l'anus on pousse le calcul dans le col de l'urètre, ou qu'il reste appliqué contre cet orifice sans être suffisamment incliné vers la branche gauche de l'ischion, et qu'on fait sur le périnée une incision presque verticale, prolongée jusqu'à l'entrée du rectum, il est impossible de ne pas blesser le *conduit éjaculateur* du côté gauche, ou bien le canal déférent ou la vésicule séminale de ce côté. Heister lui-même, qui était un zélé partisan du *petit appareil*, convient qu'il est facile de léser ces diverses parties, si l'on dévie

---

(1) *Traité de la Lithotomie.* Colot, *de l'Opération de la Taille*, pag. 26.

un peu des règles prescrites dans la pratique de cette opération. Callisen répète la même observation : *Vesiculæ denique seminales , vas defferens ac ductus excretorii facilè læduntur* (1).

Quoique Heister ait avancé sans preuves , pour soutenir son opinion, que : Denique ipsum corpus vescicæ cum quo simùl vesicula seminalis sinistra et ejus ductus , vel defferens, sive adducens, vel excretorius, fortè et quandoque ureter sinister vulnerari possunt, *quæ omnia tamen æquè ac vescica ipsa glutinationem hic admittent.* Aucun fait notoire n'a cependant encore prouvé la vérité de cette assertion.

Ne trouvez – vous donc pas, mon cher ami, d'après toutes ces considérations, une grande analogie entre la taille *recto-vésicale* et le *petit appareil* (male eseguito) *pratiqué maladroitement?* Si, dans ce dernier cas , les fonctions de l'appareil éjaculateur du côté gauche sont lésées d'une manière quelconque à la suite de l'opération , fait sur lequel les auteurs sont d'accord , pourquoi ne dévrait-on pas craindre les mêmes accidens après la taille *recto-vésicale* la mieux faite?

Quant à la plaie , lors même qu'elle n'est pas très-rapprochée de l'intestin rectum , quand

____

(1) Vol. II , pag. 600.

il s'agit de l'extraction d'un petit calcul, ou de ceux d'un volume ordinaire, il est difficile qu'elle ne soit pas constamment en contact avec les matières fécales, et surtout encore si le malade est affecté de diarrhée, ou bien s'il est nécessaire de lui administrer de temps en temps de légers purgatifs ou des lavemens. Mais on hâte beaucoup la guérison de la plaie, disent les partisans de la taille *recto-vésicale*, en la cautérisant chaque jour avec le nitrate d'argent : ceci est vrai, et l'on conçoit facilement qu'on évite ainsi l'irritation que les matières fécales ne manqueraient pas de produire sur la plaie par leur contact continuel, en recouvrant chaque jour d'une escarre toute sa surface, et qu'on empêche qu'il ne survienne un gonflement douloureux et des fongosités, qui donnent toujours lieu à une suppuration sanieuse.

En résumant tout ce que je viens de dire de la taille *recto-vésicale*, je pense que ce mode opératoire serait peut-être supérieur à tous ceux qu'on a employés jusqu'à présent pour extraire de la vessie une pierre très-volumineuse, quand la taille hypogastrique n'est pas absolument praticable, si l'opération, quelque soit le procédé, n'était pas alors toujours contr'indiquée par l'état morbide de la vessie, qui se trouve encore irritée par le contact des matières fécales auxquelles l'ouverture qu'on y a pratiquée livre passage. Dans le cas où le calcul est d'une grosseur médiocre, et peut être extrait par le périnée, je ne pense pas qu'on doive préférer la taille *recto-vésicale* (suivant le second procédé de M. *Sanson*) à la taille *latérale*, quoiqu'on ne prolonge pas l'incision au-delà de la prostate et de la portion membraneuse de l'urètre ; car on ne peut guère la pratiquer sans couper le *conduit éjaculateur* du côté gauche, ou peut-être même tous les deux, pour peu que le cathéter et sa cannelure soient inclinés vers le flanc droit du malade, et que les deux canaux soient, comme cela arrive souvent, contigus et situés parallèlement l'un à l'autre, avant de s'ouvrir sur les côtés du *verumontanum* : en outre, la plaie, qui reste exposée au contact des matières fécales, est douloureuse et longue à guérir, et l'on n'a pas à craindre ces inconvéniens en pratiquant la taille *latérale*. Ceux qui préfèrent la taille *recto-vésicale*, citent comme un des grands avantages de cette méthode la certitude qu'on a de ne pas léser l'artère honteuse ; mais cet accident ne doit inspirer aucune crainte aux jeunes praticiens, s'ils ont une connaissance exacte de l'anatomie, et s'ils se sont exercés souvent sur le cadavre avant de pratiquer cette opération. D'ailleurs, il existe des instrumens d'un mécanisme très-simple, à l'aide desquels un chirurgien peu adroit peut fendre *latéralement* la prostate, sans craindre de léser les vaisseaux spermatiques, l'artère honteuse, et bien moins encore l'intestin rectum. C'est ce que prouve chaque jour l'expérience des praticiens de tous les pays.

Je terminerai ma lettre en vous faisant observer un rapprochement assez singulier, et que vous aurez peut-être remarqué, au sujet de la lithotomie ou cystotomie : c'est qu'en 1745, époque à laquelle tous les chirurgiens célèbres de ce temps tentaient de perfectionner cette opération, Ilsemann (1), sous la présidence de *Heister*, ou plutôt d'après *Heister* lui-même, soutint une thèse dans laquelle il s'efforçait de prouver que la méthode de *Celse* était bien supérieure à tous les procédés vantés jusqu'alors. De nos jours, à l'époque où cette même opération a acquis son plus haut degré de perfection, on cherche à démontrer que la taille *latérale* doit être remplacée par la taille *recto-vésicale*, qui, sous certains rapports, est bien plus imparfaite encore que la méthode de *Celse*.

En vous soumettant mes doutes et mes ré-

---

(1) *Dissert. de Lithotomiæ* Celsianæ *præstantiá et usu.*

flexions, mon but n'a pas été de blâmer ou de mal interpréter les intentions du chirurgien qui cherche à perfectionner son art, soit en modifiant des procédés opératoires déjà connus, soit en en inventant de nouveaux ; on doit au contraire des éloges à son zèle pour la science. Mais lorsqu'on fait de semblables recherches, et surtout quand on propose en chirurgie une méthode nouvelle d'opérer, on devrait ne pas perdre de vue, et bien apprécier auparavant les sages préceptes que nous ont transmis les premiers maîtres de l'art, en se rappelant d'ailleurs que *nisi utile est quod facimus....*

Je suis, etc.

A. SCARPA.

Pavie, 10 juin 1822.

RÉFLEXIONS

SUR

LE SECOND MÉMOIRE DU PROFESSEUR VACCA,

RELATIF

A LA TAILLE RECTO-VÉSICALE.

> « La facilité avec laquelle il semble qu'une
> opération peut se faire, n'est point encore une
> raison qui doive faire pencher la balance. On
> peut dire, en général, que l'opération qui est
> fondée sur la structure des parties, sur leur
> position et sur leur mécanisme, sera la moins
> susceptible d'accidens, et qu'ainsi elle est
> certainement la meilleure. »
>
> LEDRAN, *Parallèles des différentes manières
> de tirer la pierre hors de la vessie*, p. 171.

---

§. I.

De la lésion des conduits éjaculateurs.

Le professeur Vacca dit que l'analogie et
l'expérience démontrent qu'on ne doit craindre
aucunement qu'il résulte des conséquences
fâcheuses de la section de l'un des conduits

éjaculateurs, parce qu'il en reste toujours un intact. (1)

Je ne m'attacherai pas à démontrer ici que dans l'incision recto-vésicale, pratiquée suivant les règles prescrites par le professeur Vacca, on peut intéresser et diviser à-la-fois, et facilement, les deux conduits éjaculateurs à leur insertion sur les côtés du verumontanum, et à plus forte raison, l'un d'eux seulement, soit le droit, soit le gauche (2), puisqu'il suffit pour cela que le cathéter éprouve le plus léger dé-

---

(1) « Si l'on ne pouvait interroger l'expérience, l'analogie
» seule nous autoriserait à répondre que cette blessure peut
» se cicatriser, comme se cicatrisent toutes celles des con-
» duits excréteurs, lorsqu'ils ne sont ni obstrués ni malades;
» qu'elle peut devenir fistuleuse lorsqu'elle ne se réunirait
» pas, comme il arrive quelquefois pour les autres canaux
» de ce genre. Il ne résulterait aucun inconvénient de la for-
» mation d'une fistule, puisque le conduit étant très-voisin
» de la superficie interne de l'urètre, et très-éloigné de la
» peau, elle se formerait du côté du premier, d'où il ne ré-
» sulterait que le raccourcissement du conduit éjaculateur,
» lequel, au lieu de s'ouvrir au *verumontanum*, s'ouvrirait
» une ou deux lignes plus près du col de la vessie. Enfin,
» quand même on supposerait que l'opération peut rendre le
» conduit éjaculateur incapable de remplir ses fonctions, le
» second ne reste-t-il pas pour y suppléer ? » (*Memoria se-
conda sopra il metodo di estrarre la pietra della vesica ori-
naria per la via dell' intestino retto*, di *Vacca Berlinghieri*.
Pise, 1822, in-8°. de 80 pages.   (Trad. de Morin, p. 135.)

(2) Pl. III, fig. 3, d, d, etc.; Pl. IV, Fig. 2, c., f.

placement à droite ou à gauche de la ligne verticale du périnée. On peut encore ajouter, que ces conduits, ainsi divisés, peuvent être contus ou déchirés dans la région du verumontanum (1) par les instrumens ou par les aspérités de la pierre lors de son extraction; aussi je ne crois pas pouvoir trop fixer l'attention des praticiens sur les inconvéniens de cette nouvelle manière de pratiquer la taille, et sur l'inutilité de recourir à un mode opératoire qu'on ne peut exécuter sans inciser, contondre ou déchirer plus ou moins complètement les conduits éjaculateurs, au lieu d'employer la taille latérale.

Je persiste à dire que l'analogie qu'on tire de la structure et de l'action des orifices des conduits excréteurs en général, et de ceux des canaux *éjaculateurs* en particulier, fournit encore une nouvelle force à mon objection; car, en s'appuyant, ainsi que le fait Vacca,

---

(1) *Deschamps* s'exprime ainsi dans son excellent ouvrage sur la Lithotomie, page 58 : « Cette partie du col de la vessie (le verumontanum) mérite la plus grande attention. Elle peut être irritée par la présence de la pierre, et l'irritation gagne de proche en proche jusqu'aux testicules. C'est pour cela qu'il faut user de ménagemens dans l'opération de la taille.» L'auteur répète ces mêmes observations en énumérant les accidens qu'on évite en pratiquant la taille par le *haut* appareil. T. IV, p. 135.

des conduits excréteurs *fistuleux*, on voit
combien l'action de l'ouverture accidentelle
d'un conduit excréteur est différente de celle
qui est départie à son orifice naturel, quelle
que soit la cavité du corps dans laquelle il
s'ouvre. Je ferai remarquer à cette occasion,
que l'extrémité de l'un et l'autre conduits éjaculateurs ne s'ouvre pas dans le canal de l'urètre,
et sur les côtés du verumontanum, dans un
trajet direct, et suivant la longueur de l'urètre;
mais l'un et l'autre se recourbent et forment
un angle obtus, deux lignes avant de s'ouvrir
dans l'urètre; de plus, leur extrémité est beaucoup plus étroite que le reste du conduit, disposition qui est évidemment en rapport avec
l'organisation de chaque orifice, et qui empêche que la semence ne s'écoule spontanément
et facilement au dehors. Il est donc vraisem-
blable que l'orifice fistuleux, résultant de la
section d'un seul ou des deux conduits éjaculateurs, ne peut pas remplir les mêmes fonctions que l'ouverture naturelle de ces conduits.

En outre, si l'on consulte l'expérience,
on voit qu'il arrive assez souvent de rencontrer
des altérations des organes de la génération,
survenues consécutivement à l'ulcération ou
à la contusion des conduits séminaux et du
vérumontanum, de même que des accidens

nombreux après un déchirement de la prostate,
dans lequel ces conduits ont été compris (1).
Or, les accidens analogues qu'il n'est pas rare
de voir survenir après la taille recto-vésicale,
ainsi que je le ferai voir, sont autant de preuves évidentes que la lésion des canaux éjaculateurs ne peut pas avoir lieu impunément.
D'ailleurs, on sait depuis long-temps qu'une
simple inflammation du verumontanum, dans
la blennorrhagie, ou par suite de l'irritation
causée par le séjour prolongé d'une bougie
emplastique ou d'une sonde de gomme élastique dans le canal de l'urètre, suffit pour déterminer un engorgement ou une tuméfaction
de l'un des testicules ; on peut encore ajouter
ici qu'on a eu l'occasion d'observer les mêmes
accidens, et même l'impuissance, chez des individus qui avaient subi dans leur enfance

____

(1) Pouteau, *Taille au niveau*, p. 58. L'engorgement des
testicules qui est accompagné de beaucoup de dureté et quelquefois de douleurs très-aiguës, vient de la coupe, ou plutôt
du déchirement de la glande prostate, lorsque l'un ou l'autre
ne s'écartent pas assez du centre de cette glande, mais qu'ils
en occupent au contraire le milieu. Le canal éjaculateur par-
ticipe à l'inflammation jusque dans les testicules. Cet engorgement des testicules doit être très-rare, lorsque la section
de la prostate est aussi *latérale* qu'il est possible, et l'expérience journalière fait voir combien cette coupe (latérale)
sait prévenir cet engorgement.

l'opération de la taille par la méthode de Celse,
qu'on avait pratiquée inhabilement (1), c'est-
à-dire dans la ligne verticale du périnée et de
la prostate, à-peu-près comme on le fait dans
la taille recto-vésicale. La réunion exacte d'un
conduit excréteur qui avait été coupé (fait dont
on a parlé), et opérée par le seul rapprochement des bords de la plaie, est une circonstance de la réalité de laquelle on peut douter,
et surtout à l'égard de la prostate, dont on ne
peut maintenir les bords divisés dans un contact parfait; et s'il est arrivé qu'on ait vu sur le
cadavre d'un opéré de la taille recto-vésicale
les deux conduits éjaculateurs intacts, c'est que,
par un hasard bien heureux et très-rare, la section
verticale de la prostate a divisé le verumontanum bien exactement dans son milieu. Quoi

---

(1) Tolet, p. 329, Collot, p. 26 ; Deschamps, loc. cit.
vol. III, p. 453. « A l'égard de l'impuissance, cet accident
ne paraît avoir lieu que par le déchirement des canaux éjaculateurs à leur orifice près l'ouverture, ou dans l'ouverture
même de Morgagni. »
On doit ajouter aussi que la fistule recto-urétrale qui existe
fréquemment après la taille recto-vésicale, donne lieu non-
seulement à un écoulement continuel et abondant de l'urine,
ainsi qu'à la pénétration de gaz intestinaux dans l'urètre,
mais qu'elle doit nécessairement livrer passage, sinon en
totalité, au moins en partie, à la liqueur spermatique, lors
du coït.

qu'il en soit, en admettant même qu'il y a toujours un des conduits éjaculateurs qui reste intact, je pense qu'il est à-la-fois irrationnel et contre l'humanité, d'exposer un individu au danger de perdre la moitié de ses facultés génératrices, quand on peut extraire la pierre de la vessie à l'aide d'un procédé qui n'expose pas aux mêmes accidens, et qui est d'ailleurs préférable à la taille recto-vésicale.

§. II.

Des avantages de la taille recto-vésicale, suivant le professeur Vacca.

M. le professeur Vacca paraît avoir reconnu la force des objections que je fais à sa manière d'opérer, puisqu'il n'hésite pas à dire (1) que la crainte de l'accident que je viens de signaler l'eût empêché de pratiquer la taille recto-vésicale, s'il n'eût pas reconnu que cette méthode est supérieure, sous beaucoup de rapports, au *grand appareil latéralisé.* Selon lui, les

----

(1) « Cependant, si, avec le procédé par lequel on risque
» de blesser le conduit éjaculateur, on n'obtenait, comme
» le pense Scarpa, que les seuls avantages que l'on retrouve
» dans le grand appareil latéralisé, je ne voudrais pas non
» plus le proposer. (Vacca , *loc. cit.* p. 25.)

avantages de ce procédé opératoire sont les suivans :

1°. L'instrument pénètre plus promptement jusqu'à la portion membraneuse de l'urètre et à la prostate , l'épaisseur des parties à diviser étant moindre ;

2.° Après l'extraction du calcul, l'écoulement de l'urine par la plaie est bien plus facile ;

3°. On n'a pas à craindre l'hémorrhagie par suite de la lésion de l'artère honteuse profonde ;

4°. L'incision est faite dans la région qui correspond au plus grand écartement des branches de l'os pubis ;

5°. Il est bien plus aisé de reconnaître ainsi la situation , la forme et la grosseur de la pierre renfermée dans la vessie , et on peut mieux la saisir ;

6°. Le doigt et les instrumens pénètrent plus facilement dans la vessie ;

7°. Enfin, s'il était nécessaire de prolonger l'incision *interne* au-delà de l'orifice de la vessie et de la base de la prostate, et de l'étendre même jusqu'au bas-fond de la vessie, on n'aurait pas à craindre les infiltrations urineuses et les abcès gangréneux.

§. III.

Remarques comparatives sur l'incision qu'on pratique dans l'opération de la taille latérale et dans la taille recto-vésicale, sous le rapport de la promptitude avec laquelle on pénètre dans la vessie.

Avant d'examiner en particulier chacun de ces avantages, je crois devoir faire remarquer que le professeur de Pise ne devait pas établir de comparaison entre la taille recto-vésicale, ainsi qu'il la pratique, et le *grand appareil latéralisé*, quoique quelques praticiens recommandables emploient encore cette dernière méthode, mais qu'il devait la mettre en parallèle seulement avec la taille *latérale* de Cheselden. Je n'ignore pas, à la vérité, qu'en général, les auteurs qui ont écrit sur la Chirurgie comprennent ces deux procédés sous le seul nom de *taille latérale*, et j'ai moi-même employé indistinctement, pour l'un et l'autre, cette seule dénomination ; mais je sais aussi que lorsqu'on pratique le *grand appareil latéralisé*, on n'hésite pas à prolonger l'incision du périnée assez haut pour être exposé à blesser latéralement le bulbe de l'urètre, et à ouvrir des rameaux assez gros de l'artère honteuse profonde, qui se rendent à ce bulbe. La taille *latérale* proprement dite se pratique bien plus bas; car, aussitôt que le bistouri est enfoncé dans le périnée, on coupe le muscle transverse avec une portion du releveur de l'anus. Après cette première incision, l'instrument n'a plus qu'un trajet très-court à parcourir pour pénétrer jusqu'à la portion membraneuse de l'urètre et à la prostate, immédiatement au-dessous du bulbe qui reste intact.

Il est vrai que dans la taille recto-vésicale, l'incision extérieure n'intéresse la région inférieure du périnée que dans l'étendue d'un pouce au-devant de la marge de l'anus, mais on la continue dans une étendue égale, au-delà de l'orifice de l'anus sur la partie supérieure du sphincter et de l'intestin rectum, à l'intérieur duquel elle est ainsi prolongée. La différence qui existe, c'est que dans la taille *latérale*, la première incision, ou superficielle, suit le trajet d'une ligne qui s'étendrait obliquement du pubis à l'ischion, tandis que dans la taille recto-vésicale, elle a une direction angulaire dont une moitié répond à l'extérieur, et l'autre à l'intérieur de l'orifice de l'anus; mais si elles ne diffèrent pas l'une de l'autre sous le rapport de leur étendue, elles présentent des différences très-grandes relativement à la nature et aux connexions des parties divisées. En effet, on ne peut mettre en doute qu'une plaie du périnée bornée aux tégumens offre bien moins de gravité que celle qui intéresse la membrane muqueuse de l'extrémité de l'intestin rectum , qui est liée si intimement par son organisation et sa continuité avec l'appareil intestinal et la vessie. Quant à l'incision profonde, on ne peut pas dire qu'elle mette aussitôt à découvert., et pour ainsi dire à fleur de peau, la portion membraneuse de l'urètre et la prostate, chez un homme robuste et bien musclé, parce que, lorsque le sphincter a été incisé, il reste une couche assez épaisse de tissu cellulaire à traverser pour arriver jusqu'à cette portion de l'urètre (1).

C'est à tort que l'on avance qu'il est possible de borner à son gré l'incision de la paroi supérieure du sphincter et de l'extrémité du rectum, quand on est obligé de la prolonger, et quelquefois même depuis la portion membraneuse de l'urètre jusqu'au bas-fond de la vessie, pour livrer passage à une pierre volumineuse; car, dès que la pointe du bistouri est engagée dans la cannelure du cathéter ,

____

(1) *Voyez* les Planches VI et VII.

son tranchant ne peut fendre verticalement la portion membraneuse de l'urètre et la prostate, sans diviser, sinon dans la même étendue, au moins dans une partie de ce trajet ; le sphincter et la paroi supérieure de l'intestin rectum (1). S'il n'en était pas ainsi, lorsqu'il est nécessaire de prolonger l'incision jusqu'au bas-fond de la vessie pour extraire un calcul très-gros, il pourrait arriver que l'urine s'épanchât entre la vessie et le rectum, ne trouvant pas un passage facile pour s'écouler dans cet intestin, à cause de la différence d'étendue des deux incisions (celle de l'intestin et celle de la vessie).

Enfin, il est certain que lorsqu'on pratique

---

(1) Inférieurement, la circonférence de la prostate présente une légère excavation, destinée à recevoir le rectum. Dans toute cette partie, qui s'étend à six lignes de chaque côté du raphé, la paroi antérieure de l'intestin est unie intimement à l'enveloppe fibreuse de la glande, par une couche de tissu cellulaire dense et serré, dans lequel on ne trouve jamais de graisse ; on conçoit aisément que son amas dans ce point gênerait la sortie des matières fécales. Les rapports de la glande avec le rectum ne changent jamais, dans ce sens, que l'intestin soit distendu par des matières ou tout-à-fait vide, que le sujet soit maigre ou chargé d'embonpoint ; et lorsqu'on examine cette disposition, il est difficile d'admettre qu'on puisse obtenir la section complète de la prostate, sans intéresser l'intestin lui même. Senn. (*Addit. du traducteur.*)

la taille recto-vésicale chez un sujet dépourvu d'embonpoint, et qu'on porte l'extrémité du doigt de bas en haut au-delà du bord supérieur de l'anus, on pénètre avec facilité dans la portion membraneuse de l'urètre jusqu'à la moitié de la portion postérieure de la prostate, qui a été fendue verticalement ; mais, si on veut porter le doigt plus avant, on éprouve une résistance qu'on ne rencontre pas lorsqu'on fait cette exploration en pratiquant la taille latérale avec le gorgeret d'Hawkins, modifié d'après les principes que nous avons exposés dans notre premier Mémoire.

§. IV.

De l'Écoulement de l'urine par la plaie.

Il est certain que la taille *latérale* pratiquée avec précision, répond à la région la plus inférieure du périnée, et qu'après avoir incisé les parties profondes, le doigt pénètre beaucoup plus promptement et plus facilement dans la vessie par l'incision de la prostate que par celle qu'on pratique dans la taille recto-vésicale. Or, on conçoit facilement, d'après cette double circonstance, que l'écoulement de l'urine par la plaie n'est pas et ne peut pas être *considérablement* plus facile après la taille recto-vésicale qu'après la taille latérale, ainsi que le pense M. Vacca.

§. V.

De l'Hémorrhagie après l'opération de la taille latérale.

L'expérience a démontré que l'on n'expose jamais le malade au danger de l'hémorrhagie qui résulte de la blessure du tronc de l'artère honteuse profonde, lorsqu'on a l'attention, en pratiquant la taille latérale, d'ouvrir la portion membraneuse de l'urètre immédiatement au-dessous du bulbe, et de diriger le bistouri de manière à ce qu'il ne touche pas la branche ou la tubérosité de l'ischion. Aussi peut-on être certain de ne blesser jamais le tronc de l'artère honteuse profonde ou l'intestin rectum, lorsqu'on pratique la taille latérale avec le gorgeret décrit dans mon premier Mémoire. Quant à l'hémorrhagie fournie par des branches secondaires, on l'arrête facilement et promptement, quand elle a lieu, à l'aide de simples moyens de compression qu'on peut employer sans gêner l'écoulement de l'urine, et sans causer une irritation préjudiciable à la plaie. On peut, d'ailleurs, vérifier l'exactitude de ces remarques sur les préparations anatomiques déposées dans le Musée anatomique de cette université, et qui sont relatives à la section profonde opérée par le gorgeret que j'ai modifié, et celles qui font voir l'état des parties divisées dans la taille recto-vésicale.

§. VI.

Des Différences que présente l'incision dans la taille latérale et dans la taille recto-vésicale, relativement à sa situation dans ces deux opérations.

Dans la taille *latérale*, l'incision *extérieure* commence à un pouce au-dessus de l'orifice de l'anus, et se prolonge, en devenant plus profonde, suivant la direction d'une ligne oblique, étendue du pubis à la tubérosité de l'ischion au côté gauche de l'intestin rectum, et à la distance de huit lignes de la marge de l'anus; il en résulte évidemment que la partie moyenne et la plus profonde de l'incision *intérieure* répond toujours dans l'intervalle triangulaire des muscles du périnée, et par conséquent dans la partie la plus large de l'écartement des branches du pubis, eu égard à la situation naturelle de l'orifice de la vessie, et à celle de la prostate sous l'arcade du pubis. C'est donc tout-à-fait à

tort que le professeur Vacca (page 27) ajoute
encore, en faveur de la taille recto-vésicale, que
lorsqu'on fend *verticalement* la portion membraneuse de l'urètre et la prostate, l'ouverture qui
en résulte est plus grande de toute l'épaisseur de
la portion postérieure de la prostate, et qu'elle
a un demi-pouce et même huit lignes de plus
que celle qu'on obtient en faisant cette incision
latéralement. D'ailleurs, quand cette différence
d'étendue de l'incision *verticale*, comparativement à l'incision *latérale*, serait encore beaucoup plus grande, elle ne rendrait pas l'extraction de la pierre plus facile après la taille recto-
vésicale qu'après la taille latérale.

§. VII.

L'incision verticale *de l'orifice de la vessie et de la
prostate ne rend pas l'extraction de la pierre
plus facile.*

L'orifice de la vessie et la prostate sont main-
tenus dans une situation fixe et déterminée
au-dessous de l'arcade du pubis par plusieurs
ligamens assez résistans, qui rendent invaria-
bles les rapports de ces parties avec l'intervalle
qui existe entre les branches du pubis. Cet intervalle, ou mieux la distance qui sépare direc-

tement en bas, suivant le raphé du périnée, le col et l'orifice de la vessie de l'arcade sous-pubienne, est plus étendue qu'on ne le pense généralement ; elle est, en effet, d'un pouce et demi à deux pouces, ce qui constitue un intervalle suffisant pour permettre la sortie de calculs assez volumineux entre les branches descendantes du pubis. Si l'on n'a pas l'occasion de vérifier sur le cadavre cette disposition anatomique importante à connaître, on peut jeter les yeux sur la fig. 2 de la pl. IV; elle est également représentée dans la pl. XV de Santorini (1).

Indépendamment de ce fait anatomique qui est positif, l'expérience chirurgicale a mis hors de doute que toutes les fois qu'on extrait par le périnée non-seulement une pierre d'un volume ordinaire, mais même d'une grosseur plus qu'ordinaire, ce ne sont jamais les branches du pubis, ainsi qu'on vient de le dire, qui forment

---

(1) *Septem decim tabulæ. Parmœ* 1775, *publicate dal Girardi* (*).

(*) La partie supérieure de la circonférence de la prostate est séparée de la symphyse pubienne par un intervalle de *neuf* lignes environ, intervalle occupé par les muscles pubio-prostatiques, les replis aponévrotiques qui les entourent, du tissu adipeux, et les branches de terminaison de l'artère honteuse, qui s'anastomosent quelquefois, ainsi que l'a observé M. Blandin, en formant une arcade complète, d'où part une seule artère dorsale de la verge. Senn. (*Addit. du traduct.*)

un obstacle et qui retardent la terminaison de l'opération, mais bien l'orifice de la vessie, qui est entouré et fortifié par la base de la prostate. Ainsi, il est évident que l'incision *verticale* de cette glande ne rendra jamais l'extraction de la pierre plus facile que l'incision *latérale*.

En effet, si on introduit dans la vessie d'un cadavre d'un homme adulte une pierre de forme ovale et d'un volume plus que médiocre, c'est-à-dire ayant *dix-huit* lignes dans son diamètre longitudinal, et *quatorze* dans son diamètre transversal, et qu'on pratique ensuite la taille recto-vésicale suivant les règles prescrites par le professeur Vacca, par conséquent de manière à n'inciser que dans l'étendue de la moitié, ou un peu plus, de la longueur de la portion postérieure de la prostate, lorsqu'on a saisi la pierre avec les tenettes pour en opérer l'extraction, on éprouve alors une résistance très-grande, et qui est non-seulement beaucoup plus considérable qu'on ne supposait qu'elle devait être, mais qui est même supérieure à celle qu'on rencontre, toutes circonstances égales d'ailleurs, quand on veut l'extraire par la taille *latérale.* Qu'on interrompe ensuite les premières tentatives, et qu'après avoir écarté le sacrum et avec lui l'intestin rectum, on cherche de nouveau à extraire la pierre; on verra que malgré l'espace considérable qui résulte de cet écartement, l'extraction du calcul est aussi difficile qu'elle l'était avant qu'on eût ainsi élargi la cavité du bassin.

Il est aisé de reconnaître alors que la taille *verticale* de la prostate, et l'issue qu'on s'ouvre dans la vessie par l'intestin rectum, ne contribuent aucunement à rendre l'ouverture de la vessie et de la prostate plus extensible que lorsqu'on a incisé *latéralement* ces mêmes parties. En outre, quand on attire le calcul hors de la vessie dans la direction *verticale* du périnée, vers le coccyx, et non dans une direction *latérale* et en bas, on ne fait que changer les rapports de l'orifice de la vessie et de la prostate avec l'arcade et les branches du pubis, rapports qui sont toujours les mêmes dans l'un et l'autre procédés opératoires. On avance donc une assertion fausse, quand on dit que dans la taille recto-vésicale, la pierre franchit l'orifice de la vessie dans une partie plus déclive et dans un point où les branches du pubis sont plus écartées l'une de l'autre que dans la taille *latérale*, parce qu'on incise verticalement la portion inférieure ou postérieure de la prostate avec l'intestin rectum. Il n'est pas exact non plus de dire, que la section verticale de la prostate diminue la résistance que l'orifice de la vessie oppose à la sortie de la pierre, puisque la situation de cet orifice, relativement à l'arcade sous-pubienne, reste toujours la même (1).

§. VIII.

Des Causes qui rendent l'extraction de la pierre plus difficile par la taille recto-vésicale que par la taille latérale.

Les véritables causes qui rendent l'extraction de la pierre, au moyen de la taille recto-vésicale pratiquée suivant le procédé du professeur

---

(1) Si l'on veut préciser les rapports de la prostate avec l'arcade du pubis, il suffit de tirer des lignes horizontales à différentes hauteurs; on voit ainsi que la partie supérieure de cette glande correspond à un écartement de vingt-une lignes, sa partie moyenne à un ou deux pouces environ, et l'inférieure à deux pouces trois lignes, écartement plus considérable que les dimensions de la glande, par conséquent plus que suffisant pour laisser passer les calculs que l'on peut extraire par la taille sous-pubienne. C'est encore le lieu de faire remarquer que, soit que l'incision soit *perpendiculaire*, comme dans la taille recto-vésicale, soit qu'elle soit oblique, comme dans la taille dite *latéralisée*, elle correspond toujours au même écartement des branches osseuses, et que par conséquent c'est à tort que l'on a avancé que sous ce point de vue la taille recto-vésicale l'emportait sur toutes les autres. Ces différens rapports ont été calculés sur des sujets bien conformés. Senn. (F. L.) *Recherches sur les différ. méth. de taille sous-pubienne. Diss. inaug. Paris*, 1825. (*Addit. du traduct.*)

Vacca, nécessairement plus difficile et plus pénible, toutes choses égales d'ailleurs, que
par la taille *latérale*, sont faciles à concevoir
quand on considère les parties qui sont intéressées dans l'une et l'autre de ces opérations.
C'est ce que je vas démontrer.

§. IX

*De la Situation du canal de l'urètre et de l'orifice de
la vessie, relativement à l'épaisseur de la prostate,
et Différences de leur incision sous ce rapport,
dans la taille recto-vésicale et la taille* latérale.

L'orifice de la vessie et le commencement de
l'urètre, qui sont entourés par la prostate, sont
désignés communément par les chirurgiens
sous le nom de *col de la vessie*; ces parties que
je crois devoir distinguer, avec les anatomistes,
en orifice de la vessie et en *col de l'urètre*, ne
correspondent pas précisément à l'axe longitudinal de la prostate. En effet, l'orifice de la vessie
répond à la base de la portion antérieure de la
prostate, qui est moins épaisse des deux tiers
au moins, et un peu plus courte que la partie
postérieure de la même glande (1). Cette diffé-

---

(2) Pl. III, fig. 1, c; Pl. IV, fig. 1, b, b, b; Pl. IV,
fig. 2, d.; Pl. V, fig. 2.

rence de longueur et d'épaisseur est facile à reconnaître, quand on incise verticalement la prostate en commençant au milieu de l'orifice de la vessie, et en prolongeant l'incision en bas le long de l'axe longitudinal qui s'étend de la base au sommet de cette glande. Le commencement du canal de l'urètre est situé, pour ainsi dire, au devant de l'axe longitudinal de la prostate, et conséquemment il ne se trouve point couvert par une épaisseur égale de son tissu, comme cela aurait lieu s'il la traversait dans son milieu. Il résulte de cette situation de l'orifice de la vessie relativement à l'axe longitudinal de la prostate, que lorsqu'on pratique une incision à partir de la portion membraneuse de l'urètre vers l'orifice de la vessie, et qu'on veut qu'elle intéresse la partie la moins épaisse de la prostate, il faut diriger l'instrument le long du côté gauche de cette glande, en l'abaissant et l'éloignant le plus qu'il est possible de l'arcade du pubis.

Or, le gorgeret d'Hawkins, tel que je l'ai modifié (1), dont la lame tranchante est inclinée sur l'axe longitudinal de la prostate, de manière à former un angle de 69 degrés, suit précisément et invariablement ce trajet, de sorte

_____

(1) *Voy.* le premier Mémoire sur cet objet.

que, par son moyen, on incise *complètement* le sommet et le corps de la prostate, mais l'on ne divise que *partiellement* la base de cette glande à deux lignes et demie au plus de l'orifice de la vessie (1); enfin, l'instrument coupe plus profondément le bord gauche de l'orifice de la vessie. Dans cette incision, il reste ainsi une épaisseur de deux lignes de la base *latérale* de la prostate, qui n'est point entamée par l'instrument, ainsi qu'une partie de l'orifice de la vessie, ce qui est dû, comme je l'ai dit ailleurs (2), à la forme de l'instrument et à l'irrégularité du diamètre du *col de l'urètre.*

Cette dernière circonstance est, à mon avis,

***

(1) Pl. III, fig. 1, c, n.

Dans la crainte que ce passage, que j'ai traduit littéralement, ne paraisse obscur, je crois devoir transcrire ici les éclaircissemens que M. Scarpa lui-même m'a donnés par écrit à ce sujet : » Le gorgeret fait une incision à la pointe et au
» corps de la prostate *de dedans en dehors*, et qui traverse cette
» glande de part en part; mais à mesure que cet instrument
» s'approche de l'orifice de la vessie, c'est-à-dire, quand il
» n'est plus qu'à *deux lignes et demie* de la base de la prostate
» (pl. III, fig. 1, n.) pour arriver à l'orifice de la vessie,
» l'incision qu'il fait ne divise pas de part en part cette por-
» tion de la base de la prostate de dedans en dehors; mais il
» l'entame assez profondément pour qu'elle se prête facile-
» ment à la dilatation, en empêchant en même temps l'infil-
» tration de l'urine. » (*Addit. du traduct.*)

(2) Mémoire sur le gorgeret tranchant.

très-importante, car je pense qu'il suffit qu'il
existe seulement une épaisseur de deux lignes
ou deux lignes et demie de la base de la prostate, qui ne soit pas divisée, pour qu'on n'ait
aucunement à craindre, après l'opération, l'infiltration urineuse entre le rectum et la vessie,
comme cela arrive quand on a divisé complètement la prostate ainsi que l'orifice de la vessie.
D'ailleurs, cette petite portion de la base latérale de la prostate, ainsi que la partie gauche
de l'orifice de la vessie, qui a été divisé partiellement par le tranchant du gorgeret, se prê-
tent davantage et plus facilement à une distension lente et graduée, que si elles n'avaient
été nullement divisées ; aussi, dès qu'on a retiré le gorgeret, le doigt pénètre-t-il avec facilité de la plaie extérieure dans la vessie (1).

§. X.

*Des Désavantages de l'incision recto-vésicale pour
l'extraction de la pierre.*

D'après ce qu'on vient de voir, il est facile
de juger de la différence que présente l'incision
interne dans la taille recto-vésicale pratiquée

---

(1) Pl. III, fig. 1, ligne ponctuée n.

suivant le procédé du professeur Vacca , sous
le rapport des parties qui sont intéressées : en
effet, elle divise *verticalement* la portion inférieure et postérieure de la prostate (1), dont
l'épaisseur est beaucoup plus considérable, ainsi
que je l'ai déjà dit, que celle de la partie antérieure de cette même glande. En outre , si l'on
ouvre la prostate en avant, c'est-à-dire dans la
partie opposée à celle qui a été divisée dans
l'incision recto-vésicale , on voit facilement que
cette incision a lésé l'un des deux conduits
éjaculateurs , ou même les deux à-la-fois (2),
ainsi que le vérumontanum. Il suffit de jeter
un coup-d'œil sur les figures ci-jointes (3),
pour juger de l'épaisseur considérable des
bords de l'incision recto-vésicale , et reconnaître qu'il faut par conséquent employer dans
ce mode d'opération une bien plus grande
force pour dilater à-la-fois la base de la prostate
et l'orifice de la vessie, que dans la taille latérale.
De plus, si l'on suit fidèlement le précepte de
*ne faire qu'une très-petite incision sur le col de
la vessie et à la prostate* (pag. 73) (4), ce que je

---

(1) Pl. IV, fig. 1, b, b.
(2) Pl. III, fig. 3, d ; et Pl. IV, fig. 2, e.
(3) Pl. IV, fig. 1, b, b; Pl. IV, fig. 2, c, c.
(4) Dans la description de son procédé, le professeur Vacca

présume devoir indiquer une incision qui s'é-
tend jusqu'à la moitié de la longueur de la
portion postérieure de la prostate (1) , ou un
peu plus , de sorte que l'orifice de la vessie
reste intact et entouré dans toute sa circonférence par le bourrelet épais que forme la
base de la prostate (2). Il en résulte, comme
je l'ai fait voir plus haut, que dans la taille
recto-vésicale , lorsqu'on a introduit le doigt
dans la plaie du périnée, et qu'on l'a enfoncé
au-delà de la moitié de la longueur de la prostate, on éprouve une difficulté extrême à le
faire pénétrer jusqu'à l'orifice de la vessie ; et
quand on y est parvenu, on reconnaît facilement combien la prostate, qui entoure le col
de la vessie, oppose de résistance à l'introduction du doigt et des tenettes dans la cavité de
cet organe, et plus encore à l'extraction du
calcul, lorsqu'on veut chercher à l'attirer au
dehors.

---

dit qu'il faut inciser le col de la prostate dans une plus ou
moins grande étendue , selon la grandeur et la forme que l'on
suppose à la pierre : « mais comme ici nous sommes fort
» exposés à nous tromper, je conseillerais de tenir la plaie
» plutôt petite que grande, ayant toute facilité pour l'a-
» grandir. *Trad. de Blaquière* , pag. 105. (*Addit. du trad.*)
(1) Pl. IV , fig. 1, b b.
(2) Pl. IV , fig. 1 , c. c.

La disposition anatomique des parties qui sont intéressées dans la taille recto-vésicale, doit également fixer l'attention du praticien : car elle fait voir que le doigt et les tenettes parcourent alors un trajet courbe (1) assez long et dirigé de bas en haut, pour pénétrer de la portion membraneuse de l'urètre à l'orifice de la vessie, tandis que le trajet ouvert par le gorgeret tranchant est court et presque droit(2). Cette différence provient de ce que l'orifice de la vessie est situé sur un plan supérieur à l'axe longitudinal et à la face inférieure ou postérieure de la prostate (3), de manière que lorsqu'on divise ainsi cette glande inférieurement ou postérieurement dans la moitié de sa longueur, la distance qui existe entre l'angle postérieur de l'incision et l'orifice de la vessie, représente exactement une ligne courbe de bas en haut. Cette circonstance, qui est évidemment démontrée par les figures ci-jointes (4), ne peut que contribuer beaucoup à augmenter la résistance que le col de l'urètre et l'orifice de la vessie opposent aux efforts de dilatation,

---

(1) Pl. IV, fig. 1, ligne ponctuée, k.

(2) Pl. III, fig. 1, a, d, n.

(3) Pl. IV, fig. 2, d ; Pl. III, fig. 3, d ; Pl. IV, fig. 2, a, d.

(4) Pl. III, fig. 1, a, d; Pl. IV, fig. 2, a, d.

malgré l'incision verticale, et conséquemment à l'extraction de la pierre, particulièrement dans les cas où la prostate est plus volumineuse que d'habitude, ainsi qu'on l'observe chez les vieillards et chez ceux qui ont été tourmentés long-temps par un calcul petit, mais irrégulier et hérissé d'aspérités.

Il peut arriver, dans ce cas, qu'en extrayant un calcul de grosseur médiocre, la partie postérieure du corps de la prostate se déchire jusqu'à la base, lors du passage des tenettes : c'est, en effet, ce que j'ai observé plusieurs fois sur le cadavre, bien que le calcul introduit dans la vessie eût été très-petit, ou rugueux et fort inégal. Cet accident peut arriver dans la taille recto-vésicale, ainsi qu'on le voyait autrefois constamment dans le *grand appareil*, etc., et d'autant plus souvent, que la prostate a une disposition singulière à se fendre longitudinalement par l'effet d'une distension un peu forte (1).

Des expériences récentes et variées faites sur le cadavre, ainsi que la disposition anatomique que j'ai décrite plus haut, en démontrant la nature

____

(1) Le professeur Geri a souvent aussi remarqué que l'intestin rectum tendait à se renverser, par suite des efforts employés pour extraire la pierre.

et le nombre des obstacles qui s'opposent à l'extraction de la pierre après la taille recto-vésicale, dans laquelle l'incision est éloignée de l'orifice de la vessie et par conséquent de son bas-fond, sont ainsi parfaitement d'accord avec les résultats de la taille recto-vésicale pratiquée sur le vivant, comme on peut le voir dans les observations recueillies à la clinique chirurgicale de Pise, à moins que les calculs *peu durs et friables* soient plus fréquens en Toscane que partout ailleurs (1).

§. XI.

De l'Extraction des calculs volumineux dans la taille recto-vésicale et la taille latérale.

Les partisans de la nouvelle méthode citent comme preuve des avantages qu'elle présente quelques exemples d'extraction de calculs très-

----

(1) *Obs. I.* « Homme âgé de 60 ans. Il fut très-difficile de » trouver la pierre dans la vessie, qui était très-ample, car » les tenettes y pénétraient jusqu'aux anneaux. Enfin, elle fut » saisie et extraite avec facilité, mais en fragmens, à cause de » son excessive friabilité. »

Obs. II. « Homme âgé de 46 ans. L'extraction de la pierre » fut longue et pénible. On la saisissait bien facilement ; mais » sa forme irrégulière, plutôt que son volume, s'opposait

volumineux par le moyen de la taille recto-vésicale pratiquée suivant le procédé du professeur Vacca. Les faits dont on s'appuie sont positifs ; mais qu'est-il arrivé dans ces différens cas? Qu'alors, dans l'incision *verticale* , on n'a pas intéressé seulement la portion membraneuse de l'urètre et la moitié de la face postérieure ou inférieure de la prostate , mais bien toute la base de cette glande et l'orifice de la vessie dans toute leur épaisseur, ainsi qu'une portion du bas-fond de cet organe. Après une aussi large ouverture, le calcul , quelque vo-

---

» à l'extraction. Au milieu de ces tentatives répétées elle se
» brisa, et fut extraite par morceaux. »

Obs. III. « Enfant de onze ans. Le calcul était d'un *petit volume* et *sa surface lisse et polie.* »

Obs. IV. « Enfant de douze ans. L'opération fut prompte,
» parce que la pierre était d'une grosseur médiocre et friable ;
» elle se brisa, et les petits fragmens qui ne furent pas extraits
» avec les tenettes, furent entraînés hors de la vessie au
» moyen d'injections d'eau de guimauve. »

Obs. V. « Sur un jeune homme de quinze ans, on fit l'extrac-
» tion de deux calculs de volume médiocre ; l'un était situé
» dans le col de la vessie , l'autre dans l'intérieur de sa cavité.
» La première était friable et vint en morceaux. »

Les calculs les plus volumineux , du moins autant que je sache, que le professeur de Pise ait extraits jusqu'à présent de la vessie d'hommes adultes, par la taille recto-vésicale , sans ouvrir le bas-fond de la vessie, avaient le diamètre d'un *gros œuf de pigeon.* (Vacca , Mém. I., obs. III, V.)

lumineux qu'il soit, n'éprouvant aucun obstacle de la part de la base de la prostate, descend, pour ainsi dire, par son propre poids, dans la cavité de l'intestin rectum, où rien ne s'oppose à la continuation de son trajet, soit dans les parties molles, soit dans les parties dures environnantes, telles que les branches du pubis ou de l'ischion. J'indiquerai bientôt quelles sont les tristes conséquences de ce mode opératoire, dans lequel on a ainsi ouvert une large voie au calcul.

Jusque-là, je ne dois pas omettre de rappeler qu'après la taille *latérale*, lorsque la pierre a franchi l'obstacle que lui présentait l'orifice de la vessie, elle n'éprouve ensuite aucune difficulté bien grande à sortir, quand on a soin, en attirant les tenettes obliquement dans la direction de la plaie extérieure, d'appliquer avec précaution et alternativement la convexité des mords de l'instrument, l'un contre l'arcade du pubis, l'autre sur l'intestin rectum, qu'on déprime d'autant plus facilement qu'il est alors complètement vide. Les chirurgiens exercés savent tout le parti qu'on peut tirer de cette manœuvre, quand elle est exécutée convenablement et habilement, dans les cas où le calcul est d'une grosseur plus que moyenne.

§. XII.

La taille recto-vésicale ne rend pas plus faciles les recherches qu'on fait pour trouver le calcul dans la vessie, et pour le saisir.

Quant au cinquième avantage que l'on attribue à la taille recto-vésicale, il n'existe réellement pas. On dit qu'il est bien plus facile de reconnaître la situation de la pierre et de la saisir, après avoir incisé verticalement la portion membraneuse de l'urètre et la face postérieure de la prostate dans la moitié de sa longueur, que dans la taille *latérale* : cette assertion n'est admissible sous aucun rapport. En effet, supposons qu'il existe un petit calcul situé dans le bas-fond de la vessie, ce qui a lieu le plus ordinairement, il est certain qu'on le trouvera et qu'on le saisira plus tôt après la taille *latérale* qu'après la taille recto-vésicale ; car, dans ce dernier procédé, il faut d'abord introduire les tenettes de bas en haut, de sorte qu'elles parcourent un trajet courbe avant d'arriver à l'orifice de la vessie, et ensuite on les dirige de haut en bas pour les porter dans le bas-fond de la vessie, manœuvre qui rend nécessairement l'opération plus longue et plus laborieuse qu'elle n'est habituellement.

§. XIII.

Le nouveau procédé opératoire ne facilite pas davantage l'introduction du doigt et des instrumens dans la vessie.

Je crois inutile de répéter ici avec quelle facilité on introduit ou on retire le doigt et les instrumens de la vessie après la taille *latérale*, au moyen de l'incision, qui, comme je l'ai démontré, ouvre le passage le plus court et le plus direct pour pénétrer de la portion membraneuse de l'urètre à l'orifice de la vessie.

§. XIV.

Résultats de l'incision prolongée sur le bas-fond de la vessie, dans la taille recto-vésicale.

Enfin, il est très-vrai que lorsqu'on est obligé, dans la taille recto-vésicale, de prolonger l'incision au-delà de la base de la prostate jusque sur le bas-fond de la vessie, on n'a pas à craindre les infiltrations urineuses ni les abcès gangréneux ; mais il est également vrai qu'en opérant d'après ce procédé, on expose alors le malade à un autre inconvénient non moins grave, l'introduction des matières fécales dans la vessie, ou la formation d'une fistule *sterco-urinaire*.

§. XV.

Les observations cliniques et chirurgicales démentent les avantages attribués à la taille recto-vésicale, comparée, sous ce rapport, à la taille latérale.

L'exposition des recherches anatomico-chirurgicales qui précèdent, ainsi que l'expérience journalière, concourent à prouver de la manière la plus positive et la plus concluante, que les calculs urinaires de grosseur ordinaire ou plus qu'ordinaire (1) peuvent être extraits avec succès au moyen de la taille *latérale*, et,

---

(1) M. le professeur Vacca (p. 26) m'attribue une assertion inexacte en lithotomie, assertion que je n'ai point émise et à laquelle je n'avais même pas songé. Dans mon Mémoire sur le *gorgeret tranchant* d'Hawkins, en voulant désigner les calculs dont le volume qui, sans être trop considérable, excède cependant un peu la grosseur habituelle, chez l'adulte, j'ai indiqué comme exemple ceux qui ont une forme ovale et *seize lignes* dans leur diamètre transversal, et qui pèsent deux onces

en outre, sans blesser ou altérer aucun organe important, sans exposer le malade à aucune incommodité ultérieure. Puisqu'il en est ainsi, je le demande encore, en quoi donc peuvent consister les nombreux et importans avantages de la taille recto-vésicale sur la taille *latérale*, et même sur *le grand appareil latéralisé?* Enfin, j'ajouterai que je ne vois pas quels avantages peuvent compenser les inconvéniens graves qui résultent inévitablement de la lésion partielle

---

et demie ; mais je n'ai avancé nulle part qu'une pierre de ce volume dût être considérée comme ayant des dimensions au-delà desquelles on ne devait plus tenter l'extraction par le périnée au moyen de la taille *latérale*. Voici ce que j'ai dit : « Depuis, disons-nous, que ces changemens ont été introduits » dans le mode opératoire, on n'a plus été obligé d'exercer une » distension violente pour saisir et extraire la pierre, comme » cela avait lieu dans *le grand appareil ;* car il suffit d'une dila- » tion médiocr e des parties divisées pour extraire heureuse- » ment des calculs d'un volume assez considérable , tels sont » ceux du poids de trois onces et demie et de seize lignes dans » leur petit diamètre. (*Voy.* p. 4.) » J'ai regardé comme im- prudent et dangereux de tenter par cette méthode l'extraction d'un calcul dont le petit diamètre *excéderait* vingt lignes, quoiqu'il existe plus d'un exemple où des pierres de cette grosseur ont été extraites avec succès, et comme vient de le prouver récemment encore l'Observation publiée par le doc- teur Campana. (Voy. *Giornale di Med. di Omodei*, set- tembre, 1822.)

ou totale de l'appareil éjaculateur, et ceux qui sont la suite du contact presque continuel des matières fécales avec la plaie, dont la suppuration ne se tarit que difficilement, et dont la cicatrisation est très-longue à s'effectuer.

Je ferai encore ici une remarque au chirurgien qui pratique l'incision d'après les règles prescrites par le professeur Vacca, c'est-à-dire qui la borne à la portion membraneuse de l'urètre et à la moitié de la longueur de la face inférieure de la prostate, de sorte que la base de cette glande et l'orifice de la vessie restent intacts ; il est obligé sinon toujours au moins le plus souvent, pendant le cours du traitement, de maintenir une sonde de gomme élastique dans la vessie, ce qui n'est jamais ou presque jamais nécessaire après l'opération de la taille *latérale*. Je crois donc pouvoir conclure de ce qui précède, que l'intensité des accidens généraux et locaux qui résultent de la taille recto-vésicale, s'observe au moins rarement après l'opération ordinaire, soit qu'on ait pratiqué la taille *latérale* ou *le grand appareil latéralisé*, comme le disent quelques chirurgiens. Si l'on se refusait à admettre cette vérité comme démontrée, il faudrait alors nier l'authenticité des faits qui ont constaté les suites fâcheuses de cette nouvelle méthode, et qui ont été recueillis dans quelques-unes des premières écoles chirurgicales d'Europe (1).

§. XVI.

La taille recto-vésicale donne-t-elle les moyens d'apprécier avec exactitude la forme et les dimensions de la pierre à extraire ?

Suivant le professeur Vacca, un avantage supérieur et particulier de la taille recto-vésicale, et que ne présente pas la taille *latérale*, c'est qu'on peut déterminer, par ce procédé, avec la plus grande précision, la forme et le volume du calcul contenu dans la vessie, appréciation à laquelle, selon lui, on ne peut parvenir à l'aide des signes commémoratifs et

---

(1) « A l'Hôtel-Dieu de Paris, chez les cinq malades » opérés, les calculs s'étant trouvés d'un volume assez consi- » dérable, l'extraction fut laborieuse ; aussi deux ont-ils suc- » combé le troisième jour de l'opération à une inflammation » de tout le tissu cellulaire du petit bassin. Chez les trois » autres, les suites de l'opération ont fait craindre pour la » vie : des soins assidus les ont sauvés ; mais tous sont restés » fistuleux. Deux le sont encore ; un seul est entièrement » guéri, après avoir rendu de l'urine par la plaie pendant plus » d'une année. » *Recherches sur les différentes Méthodes de Taille sous-pubienne ;* par F. L. Senn. Dissert. inaug., Paris, juin 1825. (*Addit. du Trad.*)

des moyens chirurgicaux ordinaires : il en résulte qu'en suivant cette méthode, on peut toujours donner à l'incision du périnée une étendue exactement proportionnée aux dimensions de la pierre à extraire ; et le praticien possédant cette connaissance d'une manière positive, extrait ainsi les calculs, quelles que soient leur forme et leur grosseur, avec une grande facilité, ce qui ne peut avoir lieu par les autres méthodes de taille périnéale employées jusqu'à présent.

Cette circonstance est, à mon avis, la plus importante de celles qui ont quelque rapport avec la discussion qui nous occupe ; car c'est une question intéressante à résoudre que celle de savoir si la taille recto-vésicale, qui est, ainsi que nous l'avons démontré, si inférieure à la taille *latérale*, quand les calculs peuvent être extraits par le périnée, peut remplacer avantageusement la taille hypogastrique pour l'extraction des pierres qui ont une grosseur extraordinaire. Cette question de médecine opératoire mérite d'être examinée par les chirurgiens habiles et exercés, avec d'autant plus de soin, que cet examen, à-la-fois sévère et impartial, doit faire apprécier cette nouvelle méthode à sa juste valeur, et lui assigner le rang qu'elle doit occuper parmi les principales opérations de la chirurgie.

§. XVII.

*Symptômes de la présence d'un calcul volumineux
dans la vessie.*

Il est vrai qu'il n'y a point en chirurgie de
signes absolument certains et de moyens mécaniques suffisamment exacts, à l'aide desquels on puisse reconnaître les petites différences de forme et de volume que présente un
calcul renfermé dans la vessie, quand il n'excède
point les dimensions ordinaires, et qu'il se trouve
en rapport avec l'étendue du périnée. Mais il
n'en est pas de même pour les pierres très-
grosses : ici, en effet, la chirurgie nous fournit
non-seulement des signes commémoratifs non
équivoques, et des moyens mécaniques certains
de reconnaître que les dimensions du calcul ne
sont point en rapport avec celles du périnée ;
mais encore elle nous indique les caractères de
l'état morbide de la vessie, qui, dans ce cas,
existe le plus souvent. Il est inutile d'insister
d'abord pour prouver qu'il peut y avoir des
pierres très-grosses, car on sait qu'on en a
rencontré d'un volume vraiment extraordinaire.
D'un autre côté, l'époque éloignée à laquelle
on reconnut pour la première fois un calcul

dans la vessie; l'accroissement successif du tenesme et des spasmes de la vessie, la diminution graduée qu'on observe avec le tems dans l'intensité de ces symptômes; l'exploration par la voie du rectum, qui permet presque de mesurer à quel degré la pierre excède le volume ordinaire (je suppose qu'il n'existe aucune espèce de tumeur qui puisse induire en erreur (1)), et qui fait juger en même temps de la dureté, de l'épaississement et de la rigidité des parois de la vessie; l'introduction difficile du cathéter au-delà de son orifice, l'extrême difficulté de le mouvoir en tous sens dans la cavité de cet organe, et spécialement de haut en bas et d'avant en arrière; la résistance solide qu'éprouve le bec de la sonde dans certains points où il heurte contre les parois endurcies de la vessie; l'écoulement involontaire de l'urine mêlée à une quantité abondante de mucus; l'odeur très-fétide et putride que laisse dégager l'urine peu de temps après avoir été rendue, la couleur noirâtre qu'elle a quelquefois ; des mouvemens fébriles irréguliers, semblables à ceux qui accompagnent la formation de la suppuration, précédés de douleur sourde dans la région des reins et l'hypo-

____

(1) Tolet, chap. XVIII, pag. 164.

gastre ; l'amaigrissement général ; la difficulté des mouvemens, quoique les spasmes de la vessie et le ténesme aient cessé depuis long-temps : telles sont les circonstances nombreuses dont la réunion est plus que suffisante aux yeux de tout praticien, non-seulement pour lui indiquer positivement l'existence d'un calcul très-gros dans la vessie, mais pour le rendre très-réservé sur l'usage des moyens qu'une altération incurable de la vessie et peut-être même des reins (1) permet d'employer.

§. XVIII.

L'altération profonde des parois de la vessie, qui accompagne l'existence d'un calcul très-volumineux, contre-indique l'opération.

Ce sont ces énormes calculs, accompagnés (comme il arrive le plus souvent) d'une altération incurable des parois de la vessie, dont j'ai voulu parler à la fin de mon Mémoire sur la *Taille hypogastrique*, ainsi que dans la lettre que j'ai écrite au professeur Maunoir sur l'objet qui nous occupe, et non pas de tous les gros calculs

---

(1) LEDRAN, *Parallèles des différentes manières de tirer la pierre de la vessie*, pag. 194.

urinaires, qu'on ne peut extraire par le périnée, ce qui eût été une assertion absurde en matière de chirurgie pratique. Mais, relativement à cette complication qui existe assez souvent dès le principe, et qu'on observe quand le calcul est très-gros et ancien, j'ai dit qu'on ne devait pas alors tenter l'opération, parce que l'expérience m'a démontré qu'elle ne peut, dans ce cas, que hâter la mort du malade et décréditer le moyen curatif qu'on a mis en usage.

§. XIX.

Cas où l'on doit faire l'extraction d'un gros calcul par le bas-fond de la vessie.

Il est certain que lorsqu'on ne peut extraire un calcul très-volumineux par-dessus le pubis, en raison de l'endurcissement, de l'épaississement, de la contraction, de la rigidité et de l'insensibilité des parois de la vessie, on ne doit pas hésiter à en opérer l'extraction par le bas-fond de la vessie, et conséquemment par le périnée. C'est dans cette circonstance qu'on peut retirer plus d'avantages de la taille recto-vésicale que de la taille hypogastrique.

§. XX.

*Comparaison des avantages et des désavantages
la taille recto-vésicale.*

Quand on procède à l'extraction d'un gros
calcul par la taille recto-vésicale , on peut
opérer de deux manières : d'abord , en incisant
dans la direction du raphé , la marge supérieure
de l'anus avec le sphincter et la paroi supérieure de l'intestin rectum ; on découvre ainsi
la cannelure du cathéter au-delà de la base de
la prostate , et l'on coupe le bas-fond de la
vessie dans une étendue proportionnée aux
dimensions de la pierre. En second lieu , on
peut encore inciser verticalement la portion
membraneuse de l'urètre et la partie postérieure ou inférieure de la prostate, on prolongeant l'incision au-delà de la base de cette
glande jusqu'au bas-fond de la vessie, qu'on
divise aussi dans une étendue plus ou moins
grande, ainsi que l'orifice de la vessie. Ces deux
procédés opératoires offrent l'un et l'autre deux
avantages remarquables : en effet , soit qu'il
existe, ou non, avec le calcul , une altération
profonde des parois de la vessie, soit que ces
mêmes parois soient immédiatement appli-

ées sur la pierre, l'extraction est toujours
ilé par le bas-fond de la vessie; en outre,
ne et les mucosités trouvent par ce moyen
à écoulement facile, ce qui n'a pas lieu quand
n opère par-dessus le pubis.

Mais ces deux avantages sont, comme je l'ai
déjà dit, plus que compensés par plusieurs
désavantages assez grands. D'abord, la taille
recto-vésicale, dans laquelle on comprend plus
ou moins le bas-fond de la vessie pour extraire
un calcul volumineux, n'est point une opération d'une exécution facile, comme on pourrait le croire au premier abord ; cette vérité
est reconnue et avouée par les chirurgiens
même qui l'ont pratiquée plusieurs fois (1).

----

(1) M. Pezerat (*), à la suite de l'observation de taille
recto-vésicale qu'il a rapportée, fait des remarques très-judi-
cieuses sur cette opération, et après avoir détaillé les difficultés qui s'opposent à une introduction prompte et sûre du
bistouri dans l'intestin rectum, il ajoute : « Que la force né-
» cessaire pour porter le bistouri dans le cathéter et l'y
» fixer, ainsi que l'angle presque droit sous lequel il le ren-
» contre, expose à en briser la pointe, comme je l'ai
» éprouvé sur le cadavre. L'incision des parois adossées du
» rectum et de la vessie n'a pas été, pour moi, le temps le
» moins pénible de l'opération, et les causes que j'ai assi-
» gnées, savoir, la mobilité de ces tissus et l'obliquité d'action
» du bistouri, ne me paraissent pas de nature à être éloignées

(*) *Journ. compl. du Dict. des Sc. méd.*, tom. XVII, pag. 133.

De plus, on est exposé dans l'une et l'autre méthode à couper le repli du péritoine qui s'enfonce entre la vessie et le rectum ; enfin, quand l'incision comprend toute l'épaisseur de la base de la prostate, en même temps que l'orifice de la vessie, et qu'elle intéresse ainsi une petite portion du bas-fond de la vessie, il en résulte que les matières fécales pénètrent dans la cavité de cet organe et donnent lieu inévitablement à la formation d'une fistule *sterco-urinaire* continuelle ou *recto-urinaire* seulement (1).

§. XXI.

Rapport du repli du péritoine qui s'enfonce entre la vessie et le rectum, avec le col de la vessie ; circonstances qui font varier sa profondeur.

Il est une remarque importante à faire relativement au péritoine, c'est que chez les sujets dont la vessie est naturellement petite ou qui l'est devenue par suite de la contraction

---

» en se servant de ce dernier instrument. Répétons encore que » la crainte continuelle de blesser soit la partie postérieure » de l'anus et du rectum, soit le doigt qui les protège, com- » plique ce procédé, en partageant l'attention de l'opérateur.»

(1) Scarpa distingue ces fistules en *sterco-urinaire* et *recto-urinaire*, suivant que l'urine coule seulement de la vessie dans le rectum, ou bien que les matières fécales passent du rectum dans la vessie, et sont rendues mêlées à l'urine. (*Note du trad.*)

permanente de ses parois qui sont constamment appliquées sur une pierre ; chez ceux dont le bas fond de la vessie est très-peu prononcé, et généralement quand la vessie est vide, le repli du péritoine descend plus bas, et est plus voisin du col de la vessie qu'on ne le pense assez communément (1). Le rapprochement du repli péritonéal et du col de la vessie est d'autant plus grand dans l'état de vacuité de la vessie, que pendant les cris que pousse le malade, l'action simultanée du diaphragme et des muscles abdominaux déprime la masse des intestins, qui poussent ainsi ce repli davantage en bas dans le fond du bassin : conséquemment, lorsqu'on pratique la taille recto-vésicale pour extraire une pierre très-volumineuse, on est exposé à couper ce repli en faisant l'incision du bas-fond de la vessie, comme cela est arrivé au professeur Geri, de Turin, qui pratiqua cette

______

(1) La face postérieure de la prostate se trouve à *deux* ou *trois lignes* du repli du péritoine, qui s'enfonce profondément sur le raphé entre la vessie et le rectum, et leur est uni par un tissu cellulaire assez serré pour que ses rapports ne changent point, quel que soit leur volume. Plusieurs fois M. Senn (thèse citée) a constaté cette disposition sur le cadavre, et en insufflant ces viscères, il a toujours vu la membrane séreuse refoulée sur les côtés, mais non point sur la ligne médiane. (*Addit. du Trad.*)

opération suivant les préceptes que le professeur Vacca indique dans les cas où le calcul
est très-gros.

Cet auteur, discutant le fait rapporté avec
bonne foi par le professeur de Turin, ajoute
en note (p. 9): « J'ose douter de l'existence
» d'une semblable disposition, qui est pour
» moi tout-à-fait nouvelle dans l'histoire des
» aberrations; de plus, je pense même que
» lorsqu'elle se rencontrerait, le péritoine pour-
» rait rester intact avec la méthode que je pro-
» pose. » (1) La remarque de cette disposition
anatomique, que le professeur de Pise considère comme *tout-à-fait nouvelle*, a été faite
depuis long-temps, et il y a soixante ans envi-

_____

(1) Cette note du professeur Vacca est ainsi conçue :
« M. le professeur Geri, qui n'a pas suffisamment considéré
» les vices inhérens au procédé opératoire qu'il a suivi, sup-
» pose que l'incision du péritoine a été la conséquence d'une
» disposition vicieuse de cette membrane. Voici ses expres-
» sions : Le pli du péritoine devait donc se trouver beaucoup
» plus bas qu'à l'ordinaire ; et, en effet, en examinant la
» vessie avant de l'extraire du bassin, elle semblait enve-
» loppée en totalité par cette membrane jusqu'à son col.
» Partant de conjectures, et non de faits, puisqu'il ne dit pas
» que le péritoine se trouvait, mais qu'il devait se trouver
» beaucoup plus bas que d'ordinaire, ni que la vessie était
» enveloppée en totalité, mais qu'elle paraissait l'être, j'ose
» douter, etc., etc. » *Traduction de M. Morin.* (Addit. du
Trad.)

ron qu'elle a été décrite par Camper dans le second livre de ses *Démonstrations anatomico-pathologiques.* La figure 3 de la planche V de son ouvrage représente ce repli du péritoine qui s'enfonce entre l'intestin rectum et les vésicules séminales, et qui se rapproche beaucoup du col de la vessie. A cette figure est jointe l'explication suivante : *Peritonæi propago, quæ, ubi vescica vacua est, actione abdominis deorsùm premitur inter intestinum et vesiculas seminales... Notavimus, pag. 15, §. XIX. Peritonæum hunc locum, ubi vacua vessica est, investire. Id in multis verum est. Ubi autem, quemadmodùm in ischuria, vehementer dilatata est vessica, retrahit se peritonæum.*

On voit évidemment, d'après cette citation, que l'on ne court aucunement les risques de blesser le péritoine en pénétrant dans la vessie par l'intestin rectum, lorsque cet organe a un bas-fond très-ample, ou lorsqu'il est fortement distendu ; mais il n'en est pas de même, et l'on est exposé à des accidens, lorsqu'on fait cette incision (comme dans la taille recto-vésicale) sur une vessie qui est vide, ou dont le bas-fond est à peine prononcé. Il serait possible qu'on n'intéressât pas toujours ce repli du péritoine, si l'on ne prolongeait pas l'incision bien au-delà de l'orifice de la vessie, comme le conseille le professeur Vacca ; si le calcul, quoique volumineux, pouvait franchir cette ouverture, et si l'orifice de la vessie n'avait pas une organisation qui le rend moins extensible que les autres parties de cet organe. Le professeur Geri doit donc être plutôt loué que blâmé, lorsqu'en rapportant avec exactitude ce qu'il a observé sur le cadavre de l'individu qui a péri victime de la taille recto-vésicale, il dit : « Le repli du péritoine devait » donc être situé bien plus bas que dans l'état » ordinaire ; et, en effet, en examinant la ves- » sie avant de l'enlever du bassin, elle semblait » tout enveloppée jusqu'à son col par cette » membrane (1). »

Il est à remarquer que dans le cas rapporté par le professeur Geri, la vessie fut incisée non par son bas-fond, mais *par son col*, précisé- ment comme le professeur Vacca indique que l'on fasse toujours. A cet accident, qui peut ainsi devenir funeste au malade, il s'en joint un autre qui n'est pas à la vérité absolument mortel, mais qui est grave et inséparable du procédé opératoire suivi par le professeur Vacca ; je veux parler de la lésion de l'une des deux vésicules séminales, soit la droite, soit la

____

(1) *Repert. Med. chir. di Torino*, n.° 18.

gauche (1), suivant que la cannelure du cathéter se trouve un peu inclinée à droite ou
à gauche de la ligne verticale du périnée. Dans
une des expériences qu'on pratiqua sur le cadavre, et dans laquelle on apporta la plus
grande attention à maintenir le cathéter dans
une direction exactement parallèle au raphé,
le conduit éjaculateur du côté gauche se
trouva coupé ainsi que le conduit *déférent*,
près de son insertion dans la vésicule séminale
gauche.

§. XXII.

L'existence d'une fistule est l'accident le plus
ordinaire après la taille recto-vésicale.

Lorsqu'on a extrait de la vessie un très-gros calcul par l'un ou l'autre des deux procédés décrits
plus haut, les matières fécales pénètrent toujours
dans la vessie par la plaie, et réciproquement
l'urine passe de la vessie dans le rectum ; circonstance qui cause inévitablement une fistule
sterco-urinaire continuelle, ou *recto-urinaire* seulement, si l'incision a été prolongée à peine
au-delà de la partie postérieure de la base de

---

(1) *Voyez* Pl. IV, fig. 2.

la prostate et de l'orifice de la vessie. Les partisans de la taille recto-vésicale sont d'ailleurs
parfaitement d'accord sur la possibilité de cet
accident après cette opération. « Sur six indivi-
» dus, rapporte le professeur Vacca (p. 74),
» opérés de la taille par le bas-fond de la vessie,
» quatre ont été affectés de fistule recto-vési-
» cale, et l'on eut à craindre le même accident
» pour le cinquième. Le professeur Geri l'a vu
» trois fois sur quatre opérés. » Indépendamment de ces faits auxquels j'en pourrais joindre plusieurs autres qui sont à ma connaissance, il faut ajouter que chez différens individus, on a vu la fistule sterco-urinaire s'ouvrir
au bout d'un certain temps après avoir paru
complètement fermée.

§. XXIII.

*Accidens consécutifs de la taille recto - vésicale,
quand l'opération est pratiquée sur une vessie
altérée.*

Quelle issue doit-on attendre de l'opération,
quand le calcul d'un volume considérable est
accompagné d'une altération incurable des parois de la vessie? Si l'on consulte l'expérience,
on voit qu'il est probable que le malade succom-

bera peu de temps après l'opération ; et si, par un hasard bien rare, il arrive, comme l'a rapporté le professeur Barbantini, que le malade continue néanmoins de vivre pendant quelque temps, son existence est, à mon avis, aussi pénible qu'elle l'était avant qu'il ne courût les risques de perdre la vie, en se soumettant à l'opération ; sa situation est peut-être encore plus insupportable : car, après l'extraction du calcul, la membrane interne de la vessie, qui est déjà trop altérée pour réagir contre l'irritation produite par l'incision, le contact répété des instrumens, et surtout celui des matières stercorales, tombe en gangrène, se détache par lambeaux recouverts de concrétions pierreuses, et laisse à nu une surface altérée et fongueuse.

Quelques gouttes d'urine mêlée à des matières fécales viennent encore augmenter les souffrances du malade, en pénétrant dans le canal de l'urètre, tandis que la majeure partie de ce liquide coule de la vessie dans l'intestin rectum, et entretient la fistule sterco-urinaire. L'on introduit alors dans la vessie par l'urètre une sonde de gomme élastique qu'on y laisse à demeure, afin de calmer les douleurs qu'éprouve le malade ; mais la présence de cet instrument, qu'il est nécessaire d'enlever et de replacer de temps en temps, et que tous les malades ne peuvent pas supporter long-temps, ne remplit pas entièrement le but qu'on se propose, lors même que les malades peuvent l'endurer, parce que l'urine n'en continue pas moins de pénétrer dans l'intestin rectum, et détermine une irritation continuelle (1) qui donne lieu à un *flux séreux* analogue à celui qu'on observe dans la diarrhée. M. Sanson, en parlant d'un individu qui se trouvait dans cette triste situation, dit « qu'il était affaibli par un dé-» voiement séreux résultant de la présence » presque constante de l'urine dans le gros in-» testin. » Cette incommodité bien pénible tourmente en effet le malade le jour et la nuit.

---

(1) Deschamps, *Loc. cit.*, tom. IV, pag. 282. « L'usage » des lavemens et tous les moyens proposés pour éviter la » constipation, garantiront l'intestin d'une distension qui écar-» terait les bords de la division ; mais les matières stercorales » délayées passeront avec plus de facilité par l'ouverture de » communication. Si, à cette cause, qui entretient la ma-» ladie, on ajoute le passage fréquent des vents par cette » voie et la putridité des matières qui abreuvent les bords » de la division, on ne sera point étonné que cet accident, » quand l'ouverture est un peu considérable, soit presque » toujours incurable. »

§. XXIV.

Dans le cas où la vessie est altérée, il n'existe point d'accidens tellement graves qu'on doive opérer, quelque fâcheuses que soient les chances de l'opération.

Une fistule sterco-urinaire, dit le professeur Vacca (p. 28) (1), n'est point une incommodité assez grave, pour que le chirurgien doive re-

___

(1) « Je ne pense cependant pas, comme M. Scarpa, que » le chirurgien doive renoncer à l'opération plutôt que d'in- » ciser le bas-fond, dans la crainte d'avoir une fistule. Je » persiste à croire qu'il doit suivre le conseil que j'ai donné, » de prolonger l'incision du col au bas-fond de la vessie ; il » obtiendra ainsi une vaste ouverture sucseptible d'une très- » grande dilatation. Une petite incision du bas-fond peut se » faire lorsque le col et la prostate sont coupés, sans donner » nécessairement lieu aux fistules urineuses, ni au passage » des matières stercorales dans la vessie, si l'on a incisé le » rectum très-bas, de manière à former la valvule que j'ai » décrite (*voyez* pag. 333) ; mais encore, lorsqu'on devrait » éprouver l'un et l'autre accidens, comme nous savons que » le premier est seulement incommode, que le second n'est » pas mortel, il ne faut pas craindre de les affronter pour » délivrer le malade d'une infirmité qui le conduit au tom- » beau au milieu d'angoisses continuelles. » (*Deuxième Mémoire du professeur Vacca*, trad. par J. C. Morin, pag. 138. Paris et Genève, 1823. (*Addit. du Trad.*)

noncer à l'opération plutôt que d'inciser le bas-fond de la vessie dans la crainte de donner lieu à cet accident, qui ne peut être comparé aux angoisses et aux souffrances auxquelles le malade est en proie et qui menacent incessamment son existence. Dans un autre passage (p. 31) il ajoute que, lorsque le succès ne couronne point l'opération, « le malade n'a fait alors que le sa-» crifice de quelques jours d'une vie passée au » milieu des tourmens. » (1) L'imminence du danger que court le malade est la seule raison qui puisse nous autoriser à employer, pour sauver sa vie, des moyens chirurgicaux énergiques et dont le résultat est douteux, ou même très-incertain. Mais dans le cas dont il s'agit, l'expérience apprend que l'opération est plus propre à accélérer la mort du malade qu'à alléger ses souffrances, et il n'existe point ici de nécessité absolue de tout entreprendre ou de tout risquer, pour calmer des *angoisses* ou des *tourmens* qui n'existent pas.

---

(1) Le professeur Vacca ajoute en note, après cette réflexion que cite M. Scarpa, la phrase suivante :

« Ce n'est que dans les cas très-rares où une pierre peu » volumineuse ne cause que peu d'incommodité et ne menace » point la vie, qu'il peut être permis de ne point hasarder » l'opération. » *Loc. cit.*, même trad., pag. 142. (*Note du Trad.*)

En effet, dans les circonstances dont il est ici question, le calculeux, après avoir éprouvé cette cruelle maladie dans toutes ses périodes, finit par tomber dans un état où la vessie est, pour ainsi dire, frappée d'insensibilité; il ne ressent alors ni angoisses, ni douleurs, soit que cet organe soit distendu par l'accumulation de l'urine, soit qu'il en détermine les contractions pour évacuer ce liquide; à mesure que l'urine descend des urètères, elle passe directement dans le canal de l'urètre en pénétrant par un ou deux sillons creusés dans l'épaisseur du calcul. Les angoisses et les tourmens de ces malheureux se réduisent à une incontinence d'urine, à une pesanteur incommode dans le fond du bassin, à une fièvre qui accompagne le travail de la suppuration qui a lieu à mesure qu'ils approchent du terme de leur existence, à l'amaigrissement progressif : accidens qui n'offrent au chirurgien d'autre indication rationnelle à remplir, que celle de chercher à prolonger la vie du malade par des moyens palliatifs.

Avec des principes semblables, et qui sont fondés sur la raison et l'expérience, je doute que les chirurgiens habiles et exercés approuvent généralement la seconde opération de taille recto-vésicale qui fut pratiquée par le professeur Barbantini. « Il la fit, rapporte le

professeur Vacca (*Mém.* 1, p. 143) (1), sur un
» jeune homme d'un certain âge, et plutôt
» pour éviter le reproche de n'avoir pas tout
» tenté pour sauver le malade, que dans l'es-
» poir d'en obtenir un résultat heureux , car il
» y avait de nombreuses raisons de croire qu'il
» existait une altération profonde des parois de la
» vessie. Il opéra en incisant le bas-fond de la
» vessie, et trouva en effet cet organe très-ma-
» lade; la pierre fut extraite. Les symptômes
» furent pourtant légers pendant les deux pre-
» miers jours qui suivirent l'opération ; mais
» ensuite une péritonite se déclara, et le ma-
» lade succomba. » La seule exposition de ce
fait me dispense de faire quelques réflexions
à son sujet (2).

§. XXV.

L'altération des parois de la vessie accompagne le
plus souvent l'existence des calculs volumineux
développés dans cet organe.

Tous les calculs volumineux et anciens ne
sont pas accompagnés, comme on l'a dit plus

---

(1) *Loc. cit.* , trad. française de Blaquière , pag. 143.

(2) Le professeur Barbantini , aussi savant qu'habile chirurgien, et zélé pour la vérité, qui avait été le premier à répandre en

haut, d'une altération incurable des membranes de la vessie : mais il est vrai de dire qu'il
est rare et même très-rare que cette complication n'existe pas, et cette heureuse circonstance
ne s'est présentée à mon observation que deux
fois dans le cours d'une longue pratique, quoique les affections calculeuses soient fréquentes
dans ce pays-ci ; tandis que nombre de fois j'ai
rencontré en même temps une maladie irré-
médiable de la vessie, et vraisemblablement
des reins. Chez les deux sujets que j'ai observés,
l'accroissement du calcul, qui avait acquis un
volume énorme, avait été accompagné d'incommodités si légères et si supportables, qu'elles
les avaient détournés de toute idée d'opération :
ce qui pouvait dépendre de ce que la surface
du calcul était lisse et égale, ou de ce que chez
eux la sensibilité de la vessie était peu prononcée (1), et sa cavité beaucoup plus large que
de coutume. Ce ne fut que dans les dernières

Italie la taille recto-vésicale, a été également le premier,
depuis la publication de ce Mémoire, et d'après ses dernières
opérations, à reconnaître ouvertement combien cette nouvelle méthode est imparfaite, comparativement à la taille
latérale.

(1) DESCHAMPS, *loc. cit.*, tom. I, pag. 177. « J'ai observé
» plusieurs fois que les parois de la vessie étaient dans un
» état naturel, quoique la pierre fût d'un volume considé-
» rable. »

périodes de l'accroissement du calcul qu'ils
éprouvèrent de fortes douleurs et des spasmes
de la vessie tels, qu'ils réclamèrent eux-mêmes
l'opération, qu'ils n'eurent pas ensuite le cou-
rage de supporter. En explorant la vessie chez
l'un et l'autre, examen auquel j'assistai, on
reconnut d'abord que l'introduction du cathéter
dans la cavité n'était pas extrêmement difficile,
et qu'on lui faisait exécuter assez facilement des
mouvemens latéraux; mais ils étaient impossi-
bles de haut en bas et d'avant arrière. En pres-
sant un peu les parois de la vessie avec l'extrémité du cathéter, on put s'assurer que ses
membranes étaient molles, extensibles et sen-
sibles. Le doigt introduit dans l'anus indiquait
positivement un calcul dont le volume était
trop considérable pour qu'on pût l'extraire par
le périnée. Tant qu'il n'existait ni ténesme, ni
spasmes de la vessie, ces deux malades retenaient
facilement et expulsaient de même une assez
grande quantité d'urine assez limpide, mêlée
avec un peu de mucus alcalescent, non fétide.
Les membranes de la vessie, explorées par le
rectum, étaient également souples et molles;
il n'y avait jamais eu d'accès fébriles analogues
à ceux qui annoncent la suppuration, ni de
douleurs dans la région des reins; enfin, il n'y
avait pas d'amaigrissement notable, quoique

ces deux malades fussent l'un et l'autre avancés
en âge.

§. XXVI.

*Il faut opérer avant que l'altération des parois de
la vessie ne soit bien prononcée.*

C'est précisément lorsqu'il existe un concours
de circonstances semblables, que les plus célèbres
chirurgiens conseillent généralement d'extraire
le calcul, quoique très-gros, le plus tôt possible,
afin de prévenir la désorganisation de la vessie,
qui pourrait avoir lieu si on laissait subsister
plus long-temps cette cause d'irritation. Quant
au procédé opératoire qu'il convient alors d'employer, c'est-à-dire, s'il vaut mieux faire l'extraction de la pierre par le rectum ou par dessus le pubis, on pourra se décider pour l'une
ou l'autre de ces opérations, d'après l'examen
comparatif que j'en vas faire ici.

§. XXVII.

*Examen des avantages et des désavantages de la
taille recto-vésicale.*

Un avantage commun à ces deux méthodes,
c'est-à-dire à l'incision de la paroi antérieure

de la vessie, ou à celle de son bas-fond et de l'orifice, comme l'indique le professeur Vacca, c'est que l'ouverture pratiquée dans les deux cas peut se prêter à une dilatation suffisante pour livrer passage à une pierre volumineuse; mais un avantage particulier à la taille recto-vésicale, c'est qu'après l'extraction du calcul, l'urine, les mucosités et les corps étrangers que peut contenir la vessie sortent facilement par la plaie. Dans l'un et l'autre procédés, à la vérité, on est exposé à la lésion du péritoine; en outre, il est important de faire remarquer, d'abord relativement à la taille recto-vésicale, que si l'incision qui pénètre jusqu'au bas-fond de la vessie, commence à la marge de l'anus et comprend la portion membraneuse de l'urètre, la prostate dans toute son épaisseur et l'orifice de la vessie, elle doit offrir une profondeur assez considérable. En second lieu, le bistouri ne peut suivre la cannelure du cathéter que jusqu'à l'orifice de la vessie inclusivement, de sorte que le reste de l'incision qui intéresse le bas-fond est faite sans que rien ne dirige l'instrument (1), à moins qu'on emploie un cathéter cannelé, dont la courbure soit différente de celle qui lui est ordinaire. De plus, on blesse,

____

(1) Pl. **IV**, fig. 2.

dans cette incision, les vaisseaux éjaculateurs, l'une ou l'autre des vésicules séminales (1), ou du moins un des vaisseaux déférens, pour arriver au bas-fond de la vessie.

En effet, quel est le chirurgien qui pourrait assurer qu'en pratiquant la taille recto-vésicale pour extraire une pierre très-volumineuse, il fendra verticalement le vérumontanum dans sa partie moyenne, avec une telle précision ; qu'il ne coupera ni l'un ni l'autre des conduits éjaculateurs; et qui, prolongeant en arrière son incision pour ouvrir le bas-fond de la vessie, fera pénétrer le bistouri exactement entre les deux vésicules séminales, là où elles sont accolées, sans blesser l'une ou l'autre, où l'un des conduits déférens? *Voyez* la fig. 2, pl. IV. Enfin, il y a tout lieu de craindre d'inciser le repli du péritoine, dont il a été question plus haut ; et, en dernier lieu, de déterminer la formation d'une fistule stercourinaire.

______

(1) Pl. IV, fig. 2.

§. XXVIII.

Comparaison des avantages et des inconvéniens que présente la taille hypogastrique.

Pour pratiquer la taille hypogastrique, on incise la peau vis-à-vis l'intervalle des muscles droits et pyramidaux de l'abdomen, et l'on découvre ainsi la ligne blanche. Cette première incision, qui est superficielle, est terminée rapidement. La section de la ligne blanche, faite d'après le procédé très-simple que j'ai indiqué et mis en pratique sur le vivant, n'expose aucunement au danger de blesser le péritoine (1). Il existe dans le second temps de cette opération un grand avantage pour l'opérateur; c'est qu'il peut toujours éviter de léser le péritoine, qu'il distingue très-facilement, et lorsque la vessie est soulevée au-dessus du pubis par l'extrémité obtuse de la sonde à dard. On court encore moins le danger de toucher à cette membrane, puisque la paroi antérieure de la vessie se présente à nu entre les bords de l'in-

____

(1) Voyez le *Mémoire sur la Taille hypogastrique.*

cision des tégumens, et qu'elle peut être alors
facilement divisée dans une étendue proportionnée au volume du calcul. Quant à la facilité
d'introduire les tenettes et de saisir la pierre,
elle est la même qu'après la taille recto-vésicale,
et peut-être même est-elle plus grande.

Le seul inconvénient assez grave que présente
la taille hypogastrique chez l'homme, réside
dans la difficulté que l'urine et les mucosités
de la vessie éprouvent à s'écouler après l'extraction de la pierre, difficulté pour laquelle on
est obligé de pratiquer une incision *latérale*
interne qui pénètre jusqu'à la portion membraneuse de l'urètre, et qui sert à-la-fois au
passage de la sonde *à dard*, et ultérieurement
à celui de l'urine et des mucosités vésicales.
Mais aujourd'hui cette difficulté est, sinon tout-
à-fait détruite, du moins en grande partie,
depuis que sir E. Home a prouvé par l'expérience, qu'on pouvait très-bien pratiquer avec
succès l'opération chez l'homme, sans faire
d'incision au périnée. (*Philos. Transact.*,
ann. 1820, pag. 11.) Le professeur Vacca
pense qu'en pratiquant l'incision le long du
col de l'urètre jusqu'au bas-fond de la vessie,
c'est-à-dire, en intéressant le moins possible le
bas-fond de ce viscère et la paroi supérieure de

l'intestin rectum , on peut éviter la formation
d'une fistule sterco-urinaire (pag. 28) ; mais
l'expérience a prouvé le contraire , car chez le
sujet que M. Mori (pag. 65) opéra exactement
suivant cette méthode , « trois mois après l'opé-
» ration , la fistule sterco-urinaire subsistait
» encore. » Enfin, dans ce procédé, que l'on
évite ou non d'intéresser le bas-fond de la vessie,
toujours est-il qu'on n'est pas constamment
certain de ne pas inciser le repli du péritoine,
et qu'il y a toujours lésion de l'une ou de l'autre
vésicule séminale et du canal déférent correspondant.

§. XXIX.

*Les craintes du danger attaché à la taille hypo-
gastrique sont généralement exagérées et mal
fondées.*

De l'examen comparatif de ces deux procédés
opératoires, il résulte évidemment, selon moi,
qu'en considérant la facilité du manuel de
l'opération , l'importance et le nombre des parties qui se trouvent intéressées dans les deux
cas , et les accidens qui peuvent en être la
suite, la taille hypogastrique , pratiquée dans les

circonstances indiquées plus haut ; est bien préférable à la taille recto-vésicale, lorsque le volume de la pierre est tel, qu'il est un obstacle à l'extraction par le périnée. Je ne pense pas, d'ailleurs, qu'on puisse dire à-la-fois que l'existence d'une fistule recto-vésicale est une incommodité *légère*, et que la taille hypogastrique est la plus dangereuse de toutes les opérations chirurgicales, car les faits dont on possède l'histoire démontrent combien il résulte d'accidens d'une fistule recto-vésicale, et tandis qu'il existe assez d'observations authentiques pour constater qu'on obtient des guérisons complètes par la taille hypogastrique.

Si ces observations ne sont pas très-nombreuses, c'est d'abord parce que l'on rencontre rarement des calculs tellement gros, qu'on ne puisse les extraire par le périnée au moyen de la taille *latérale*; en second lieu, parce qu'il est beaucoup plus rare qu'une pierre aussi volumineuse ne soit pas accompagnée d'une altération incurable des membranes de la vessie et même des reins, et qu'alors les praticiens prudens ne tentent point l'opération et se bornent à un traitement palliatif ; en troisième lieu, parce que certains chirurgiens ne se sont décidés à pratiquer la taille hypogastrique qu'après avoir irrité la vessie par de longues et inutiles tentatives pour faire passer le calcul par le périnée, ou pour le briser afin d'en faciliter l'extraction par cette voie.

Ce qui prouve d'une manière irrécusable la justesse de ces assertions, et en même temps que la taille hypogastrique n'est point par elle-même une opération *imparfaite*, ni aussi dangereuse que quelques chirurgiens modernes voudraient le donner à penser, c'est que, lorsqu'on pratiquait jadis cette opération non seulement dans les cas où le calcul était très-volumineux et ancien, et compliqué ou non de l'altération morbide de la vessie et des reins, mais dans des circonstances où la taille *latérale* eût été suivie de succès, sur quatre-vingt-six opérés de tout âge et de tout sexe, il n'en succomba que *seize*, c'est-à-dire qu'il y avait, sur cinq opérés, quatre guérisons (1). Enfin, j'ajouterai qu'il n'est personne parmi les gens de l'art, qui mette en doute que dans l'état actuel de la science la taille hypogastrique soit réellement le seul procédé opératoire à l'aide duquel on puisse opérer l'extraction de la pierre chez la femme, avec la certitude du succès,

---

(1) *Nouvelle Méthode d'extraire la pierre par dessus le pubis*. In 8°. Bruxelles, 1779.

et surtout relativement à l'incontinence d'u-
rine (1).

---

(1) Chez la femme, on peut aisément dilater le canal de
l'urètre et l'orifice de la vessie, soit à l'aide d'un *dilatateur*,
ou même du doigt indicateur ou médius introduit à plusieurs
reprises, de manière à ce qu'on puisse extraire par cette voie
de petits calculs ou des corps étrangers d'un petit volume,
comme des aiguilles, des épingles d'ivoire, un bout de sonde
de gomme élastique qui se sera rompu dans la vessie, etc.,
sans que la malade reste ensuite exposée à un écoulement
involontaire de l'urine : les auteurs anciens et modernes ont
cité beaucoup d'observations de ce genre. (Voy. *Med. chir.
Transact.*, vol. XII, pag. 1.) Mais lorsqu'on extrait ainsi
un calcul, non pas d'un volume considérable, mais seulement
d'une grosseur ordinaire, et qui est dur et résistant, on peut
assurer, sans crainte de se tromper, que la dilatation du
canal est presque toujours alors suivie de l'incontinence
d'urine, lors même que cette dilatation a été précédée de la
taille *latérale* de l'orifice de la vessie. Il est d'ailleurs positif
que la simple dilatation, opérée par degrés, mais entretenue
pendant huit heures, a déterminé des symptômes d'une irritation locale et générale portée à un haut degré d'intensité.
La situation pénible dans laquelle se trouve alors la femme
après avoir supporté ces manœuvres douloureuses, est bien
plus incommode chez elle que chez l'homme qui éprouve le
même accident, parce qu'il peut au moins y apporter quelque
soulagement à l'aide de moyens mécaniques. Chez la femme,
au contraire, l'écoulement continuel de l'urine, humectant
sans cesse le pubis et les parties environnantes, ne tarde pas
à causer des excoriations douloureuses; et quelque soin
qu'elle ait de faire des ablutions d'eau fréquemment répétées,
elle est toujours fatiguée par une odeur urineuse, qui est
aussi insupportable pour elle que pour les personnes qui
l'entourent.

§. XXX.

Des Causes qui s'opposent au passage des matières fécales dans la vessie, et fréquence comparative des Fistules après la taille recto-vésicale et le grand appareil latéralisé.

A l'égard des fistules sterco-urinaire et recto-vésicale-urinaire, qui succèdent à la taille recto-vésicale, il est important de faire observer que l'on peut effectivement éviter la formation d'une fistule sterco-urinaire en n'incisant pas l'orifice de la vessie et la partie postérieure de la base de la prostate, ainsi que le conseille le professeur Vacca, toutes les fois qu'il s'agit d'extraire une pierre qui est petite ou d'un volume ordinaire. Ce chirurgien fait remarquer qu'il reste alors un repli, formé en partie par les parois de l'intestin rectum et spécialement par sa membrane muqueuse, qui, agissant à la manière d'une *valvule*, s'oppose au passage des fèces dans la vessie : mais je crois que ce phénomène peut être expliqué d'une manière plus simple et plus vraie. En effet, chaque fois que l'orifice de la vessie reste intact, et avec lui la base de la prostate, les matières stercorales ne peuvent pénétrer de l'intestin rectum dans la vessie, parce que l'orifice de ce viscère s'oppose à leur passage ; et lorsque cet orifice se dilate pour l'écoulement de l'urine, les matières qui pourraient se présenter à l'entrée sont expulsées par le jet du liquide. Réciproquement, lorsque l'incision comprend l'orifice de la vessie, l'entrée des matières et des gaz dans la cavité de cet organe est inévitable et continuelle.

Dans la fistule sterco-urinaire, l'urine contient des matières fécales délayées, qui sont rejetées au-dehors avec ce liquide par le canal de l'urètre, et qui continuent ainsi de s'écouler pendant un temps indéterminé dans le cours du traitement consécutif à l'opération. On doit ajouter aussi que la taille recto-vésicale, dans laquelle on n'incise pas l'orifice de la vessie et la partie postérieure de la base de la prostate, parce que la pierre à extraire est petite ou de grosseur ordinaire, peut exposer également le malade à une fistule urinaire recto-urétrale : en effet, sur dix-neuf opérés, deux ont conservé une fistule urinaire. (Pag. 74.) (1) A ce sujet, le professeur Vacca reste dans le doute, et ignore si cet accident est plus fréquent après la taille recto-vésicale qu'après le *grand appareil latéralisé*; il termine son Mémoire en disant qu'il

____

(1) Pag. 198 de la traduction de M. Morin.

« croit pouvoir soutenir que, lors même qu'il
» arriverait que la fistule serait un peu plus com-
» mune après la première qu'après la seconde
» de ces opérations, celle-ci, c'est-à-dire la taille
» recto-vésicale, serait toujours préférable. » (1)
Je ne sais pas très-bien tout ce qui peut survenir après le *grand appareil latéralisé;* mais,
quant à ce qui est relatif à la taille *latérale* pratiquée d'après les principes de Cheselden, j'ose
affirmer que l'on trouve à peine deux opérés sur
cent, qui soient affectés consécutivement de
fistule urinaire; et je dois ajouter que, lorsque
cet accident arrive après la méthode *latérale*,
il ne résulte jamais de l'imperfection de cette
méthode, mais il dépend de l'opérateur, qui
s'obstine quelquefois à vouloir extraire une
pierre à travers une incision trop peu étendue,
ou qui, voulant affecter une promptitude
extrême en pratiquant cette opération, charge
mal la pierre, et la brise en plusieurs fragmens,
qui l'obligent à introduire à plusieurs reprises
les tenettes dans la plaie, dont les bords sont
ainsi contus ou déchirés; ou enfin, parce qu'il
peut avoir blessé l'intestin rectum en faisant la
première incision. Un chirurgien exercé et
prudent évitera toujours ces différens accidens.

---

(1) Pag. 199 de la traduction de M. Morin.

§. XXXI.

De l'Extraction des Calculs engagés dans le col de l'urètre.

Enfin, je vais terminer ce Mémoire en examinant si la taille recto-vésicale peut au moins remplacer utilement les moyens que la chirurgie emploie pour extraire les calculs qui sont arrêtés ou qui se développent dans le col de l'urètre.

Trois circonstances se présentent lorsqu'un calcul est engagé et arrêté dans le col de l'urètre : ou l'on peut faire pénétrer entièrement le cathéter dans la vessie malgré la présence de la pierre ; ou l'on ne peut enfoncer cet instrument dans le canal de l'urètre que bien peu au-delà du sommet de la prostate ; ou, enfin, le calcul est tellement volumineux, que le cathéter ne peut pas pénétrer au-delà de la portion membranense de l'urètre.

Dans le premier cas, le chirurgien, introduisant profondément le cathéter dans la vessie, n'a qu'à pratiquer immédiatement au-dessous du bulbe la taille *latérale* du col de l'urètre, et l'extraction du calcul est bientôt terminée.

Dans le second cas, il incisera *latéralement* la

portion membraneuse de l'urètre, immédiatement au-dessous du bulbe et dans une petite étendue, et en découvrant ainsi la cannelure du cathéter, il profitera de cette ouverture pour introduire une sonde mince et flexible entre le calcul et le col de l'urètre, qu'il fendra le long de cette sonde, dans toute la longueur nécessaire pour mettre le calcul à découvert, et pour l'extraire avec des pinces à polypes ou une simple spatule.

Dans le troisième cas, comme il est impossible de faire pénétrer suffisamment la sonde ordinaire entre le calcul et le col de l'urètre, il faut introduire l'indicateur et le médius de la main gauche dans l'intestin rectum, et autant que possible, au-delà du point où se trouve le calcul : alors on incise avec la main droite le col de l'urètre sur le calcul lui-même, et à-peu-près de la même manière que dans le *petit appareil*. Les pinces à polypes et les tenettes ne peuvent servir que très-peu ou même être inutiles pour l'extraction du calcul. Dans cette circonstance, le meilleur moyen qu'on puisse employer pour le déplacer et l'extraire du col de l'urètre, consiste à le soulever avec un *levier*, ainsi qu'on fit chez le sujet de l'observation suivante.

OBSERVATION.

Henri Toncini, âgé de vingt ans, serrurier, était depuis long-temps incommodé par une incontinence d'urine causée par un calcul qui s'était arrêté dans le col de l'urètre, où il avait ensuite pris de l'accroissement. Je pratiquai la taille *latérale* pour en opérer l'extraction. Je fis sur la cannelure du cathéter, immédiatement au-dessous du bulbe, une petite incision à la portion membraneuse de l'urètre, par laquelle j'introduisis une sonde ordinaire, mais qu'il me fut impossible de faire pénétrer entre le calcul et la prostate. Je fus alors obligé d'inciser le col de l'urètre sur le calcul, en suivant la direction oblique de la plaie extérieure du périnée, c'est-à-dire du pubis à l'ischion, comme on le fait en pratiquant *le petit appareil*. Ayant ainsi mis le calcul presque entièrement à découvert, il me fut impossible de le saisir avec de petites tenettes, non plus qu'avec des pinces à polypes, parce qu'il était tellement resserré par les parois du col de l'urètre, que je ne pus parvenir à introduire et à ouvrir les mors de ces instrumens. J'eus recours alors à un *élévatoire* en cuiller, à l'aide duquel je le détachai facilement et l'attirai en dehors, en prenant un point d'appui pour l'instrument au-dessous de l'arcade du pubis. La grosseur de ce calcul (1) était assez considérable : il présentait, en outre, une partie saillante et rétrécie, qui s'engageait dans l'orifice de la vessie : on observait à sa face interne et postérieure un sillon creusé dans son épaisseur, par lequel l'urine pouvait s'écouler. L'incontinence d'urine dont ce malade était affecté résultait de la dilatation permanente de l'orifice de la vessie, causée par la présence de cette portion saillante du calcul.

Les accidens consécutifs à l'opération furent légers. Je pensai, plutôt d'après l'expérience des autres que d'après la mienne propre, que ce malade serait affecté de fistule urinaire. On cautérisa la plaie pendant quelques jours avec des caustiques faibles, parce qu'elle paraissait recouverte d'une couche calleuse assez dure; et, à ma grande surprise, elle se cicatrisa complètement dans l'espace d'un mois. De sorte que ce malade n'éprouva aucune incommodité des suites de l'opération; mais l'incontinence d'urine qui existait auparavant continua d'exister... (2)

---

(1) Pl. IV, fig. 3.

(2) On peut voir une relation plus étendue de cette observation dans l'ouvrage du professeur Jacopi, intitulé *Rapports sur l'École de Chirurgie pratique de Pavie*, vol. II, pag. 66.

§. XXXII.

La Taille LATÉRALE *est préférable à la Taille recto-vésicale , pour l'extraction des gros calculs engagés en partie dans le col de l'urètre.*

On peut donc conclure de cette observation , que, dans les cas où un calcul est arrêté dans le col de l'urètre, et où il y a pris un accroissement assez considérable , on peut en faire l'extraction facilement et heureusement par la taille latérale, sans craindre de léser les organes éjaculateurs. Ainsi , il n'existe pas de motifs suffisans pour substituer , dans ce cas , la taille recto-vésicale aux autres procédés déjà connus. En outre , s'il s'agissait d'un calcul très-volumineux, qui serait également engagé en partie dans le col de l'urètre, et qu'on pourrait extraire plus facilement par le rectum que par la taille *latérale* (ce qui reste encore à prouver), cet avantage ne pourrait pas balancer les inconvéniens qui résulteraient , dans ce dernier cas, de la lésion des vaisseaux séminaux et du contact perpétuel des matières fécales sur la plaie , qui est alors excessivement douloureuse et difficile à cicatriser. Enfin, si , comme l'expérience l'a prouvé, l'extraction des gros calculs

engagés depuis long-temps dans le col de l'u-
rètre est le plus souvent suivie de fistule urinaire
au périnée, il est certain que cette incommodité sera toujours bien moindre pour ses conséquences graves, que celle qui résulte d'une
fistule qui s'ouvre dans l'intestin rectum et qui
détermine une diarrhée séreuse continuelle.

§. XXXIII.

Conclusions générales.

En résumé, on voit que l'examen anatomique des parties qui sont intéressées dans la
taille *latérale* et dans la taille recto-vésicale, pour
extraire de la vessie des pierres de volume ordinaire ou plus qu'ordinaire, ainsi que le résultat
des opérations de taille *latérale* proprement dite,
et ceux obtenus par la taille recto-vésicale, démontrent évidemment que le premier de ces
procédés est bien supérieur au second.

Quant aux cas dans lesquels le calcul est d'un
volume extraordinaire, il est également évident,
d'après la disposition anatomique déjà signalée,
que dans la taille recto-vésicale l'ouverture très-
étendue, qui est alors nécessaire, exigeant une
incision qui comprend la portion membraneuse de l'urètre, le col de l'urètre, l'orifice de

la vessie et une partie de son bas-fond, on blesse inévitablement les vaisseaux éjaculateurs, l'une ou l'autre des vésicules séminales et le conduit *déférent* correspondant; de plus, on court les risques d'inciser le repli du péritoine qui descend entre la vessie et le rectum; et enfin, le malade reste affecté d'une fistule sterco-urinaire. Toutes ces circonstances suffisent pour prouver que, dans ces cas, la taille recto-vésicale est non-seulement bien inférieure à la taille *latérale*, mais même à la taille hypogastrique, ainsi qu'aux procédés employés pour extraire les calculs engagés dans le col de l'urètre.

D'un autre côté, si l'on considère la taille recto-vésicale sous le rapport des symptômes locaux et généraux qui se développent consécutivement à l'opération, et relativement aux résultats cliniques obtenus dans les Écoles de Chirurgie de Turin, de Paris (1), et même ceux

---

(1) « A l'Ecole de Chirurgie pratique de Turin, sur *cinq* individus opérés de la taille recto-vésicale selon les règles prescrites par le professeur Vacca, trois succombèrent, tandis que *onze* autres calculeux, qui se trouvaient à-peu-près dans les mêmes circonstances que ces premiers, et qui furent opérés par la taille *latérale*, guérirent tous parfaitement et en peu de temps.

» M. le professeur Dupuytren ayant pratiqué la taille recto-vésicale d'après la méthode de Vacca, a perdu tous ses opérés.

de l'École Clinique de Pise, on reconnaît, de
la manière la plus positive, que l'intensité des

« Ayant été interpellé un jour s'il voulait tenter encore l'opé-
» ration recto-vésicale, il secoua la tête pour toute réponse.
» Le docteur Sanson, qui jusqu'ici avait été simple specta-
» teur, et qui avait assisté M. Dupuytren, voulut aussi tenter
» quelques opérations de ce genre : il opéra un enfant de
» quatre à cinq ans, qui mourut peu de jours après d'une
» *entérite* et d'une péritonite. A la fin du même mois, il
» opéra un autre enfant un peu plus âgé, qui, à l'époque de
» mon départ de la capitale, était encore à l'École de per-
» fectionnement, languissant, près du tombeau, et si près,
» que M. Sanson n'allait plus le voir, dans la crainte de le
» trouver mort (pag. 38). » RIBERI, *Ragguaglio di tredici
Cistotomie*, Torino, 1822.

Tout en convenant avec M. Sanson que Tortis a exagéré
les faits, cependant nous nous en rapportons à ce que
M. Sanson lui-même écrit au rédacteur du *Journ. compl. du
Dict. des Sc. méd.*, mars 1823, pag. 87. « Depuis le malade
» qui fut le sujet de la première observation, M. Dupuytren
» n'a plus pratiqué la taille recto-vésicale ni à l'Hôtel-Dieu,
» ni en ville : depuis cette époque, ce célèbre professeur n'a
» plus employé que l'appareil latéral. »

Cette circonstance démontre suffisamment que cet habile
chirurgien n'a pas été satisfait de la taille recto-vésicale, qu'il
n'aurait certainement pas abandonnée, si elle ne lui avait
présenté que de légers inconvéniens (*).

(*) Quant à l'opération de la taille recto-vésicale chez les
enfans, elle a donné lieu à M. Janson, chirurgien en chef
du grand Hôtel-Dieu de Lyon, de faire quelques remarques
pratiques que je crois utile d'indiquer ici.

« En 1822, dit-il, nous avons tenté la nouvelle méthode

accidens locaux et généraux qui résultent de la
taille recto-vésicale est portée très-fréquemment
au plus haut degré et peut faire courir les
plus grands dangers aux malades ; tandis qu'on

» recto-vésicale, qui commençait à prendre faveur. Nous la
» pratiquâmes pour la première fois sur un enfant âgé de trois
» ans et sur un jeune homme à la fleur de l'âge : ces deux
» essais furent des plus heureux. L'enfant sortit au bout de
» six semaines complètement guéri et sans fistule, et le
» jeune homme après cinq mois, avec une fistule, qui s'obli-
» téra bientôt. »

M. Janson, après avoir rapporté deux autres exemples de
guérison par ce procédé chez l'adulte, ajoute : « L'expé-
» rience nous porte à penser que cette méthode n'est pas aussi
» avantageuse chez les enfans en bas âge. Nous en avons taillé
» deux de cette manière au printemps de 1823, et ils ont suc-
» combé l'un et l'autre à une violente inflammation de l'abdo-
» men. Quand on réfléchit qu'à cette époque de la vie l'intestin
» rectum, doué d'une sensibilité exquise, doit ajouter à la
» gravité des accidens inflammatoires ; quand on pense aux
» entraves que doit apporter à l'exécution de cette opération
» la chute si fréquente de cet intestin ; enfin, si l'on réfléchit
» que chez l'enfant l'hémorrhagie n'est pas plus à craindre,
» et l'introduction du doigt dans la vessie tout aussi facile par
» toute autre méthode, on conviendra que la taille recto-
» vésicale n'offre pas pour lui les mêmes avantages que pour
» l'adulte, et surtout pour les personnes d'un embonpoint
» extrême. Aussi, dans ces circonstances, nous y avons re-
» noncé, tout en poursuivant nos recherches dans les cas où
» elle paraissait mieux indiquée. » Voy. *Archiv. gén. de Méd.*,
tom. **VI**, *Extrait du Compte rendu*, etc., etc. (Addit. du
Trad.)

n'observe que très-rarement des accidens aussi graves après la taille *latérale*. Les observations de guérison qu'on cite en faveur de cette nouvelle méthode ne sont d'aucune valeur pour prouver sa supériorité ; car ceux qui pratiquaient le *petit appareil* ont eu des succès, et qui ne furent pas moins nombreux que ceux qu'annoncèrent les partisans outrés du *grand appareil*. Les auteurs qui ont pratiqué la taille *latérale*, suivant une route plus sûre pour arriver au perfectionnement de ce procédé, démontrèrent combien les deux méthodes précédentes étaient imparfaites. Plus tard, on ne regarda pas cette opération (la taille *latérale*) comme le moyen le plus avantageux pour extraire une pierre de la vessie, uniquement parce qu'on obtenait ainsi un plus grand nombre de guérisons que par les autres procédés , mais parce qu'on reconnut, d'après les principes établis par Ledran et les chirurgiens les plus célèbres , qu'elle était basée sur la structure et les fonctions des parties intéressées dans l'opération, et qu'elle était, par cette raison, plus rationnelle dans son application qu'aucune des méthodes connues , opinion qu'on a d'ailleurs toujours conservée.

Les progrès que l'esprit humain fait chaque jour dans les sciences et les arts porteront peut-

être la taille *latérale* à son dernier degré de perfection ; mais jusqu'à présent l'on n'est pas
parvenu à ce résultat, et l'on ne peut citer, sous
ce rapport, la taille recto-vésicale ; opération
qui, à tous égards, est très-imparfaite, et que
je regarde comme peu digne des connaissances
que notre siècle a acquises en anatomie hu-
maine et en la chirurgie opératoire.

DEUXIÈME MÉMOIRE

SUR

LA TAILLE RECTO-VÉSICALE,

OU

EXAMEN

DU TROISIÈME MÉMOIRE DU PROFESSEUR VACCA,

SUR CETTE OPÉRATION (1).

Le principal but que M. le professeur Vacca s'est proposé dans le Mémoire que j'examine ici, a été de faire voir que dans mes recherches et dans mes expériences sur le cadavre, je n'ai pas employé le procédé opératoire qu'il a décrit et exécuté sur le vivant; en conséquence, il prétend que toutes les raisons que j'ai opposées à la taille recto-vésicale, et celles que j'ai

_____

(1) Pise, 1824.

alléguées en faveur de la taille latérale, ne sont aucunement concluantes, ou de nulle valeur. Cependant, les figures représentées dans les planches III et IV de cet ouvrage, prouvent clairement le contraire de ce qu'avance le professeur de Pise, car je pense qu'elles seront toujours un guide sûr pour ceux qui voudront faire une comparaison exacte de la taille recto-vésicale avec la taille latérale.

Mais examinons si je me suis réellement trompé sur le point essentiel du procédé opératoire de M. Vacca; procédé à l'occasion duquel j'ai avancé dans le Mémoire précédent, et d'après des expériences répétées, que dans les cas où le calcul était d'une grosseur ordinaire, il ne fend la partie postérieure de la prostate que dans la moitié ou un peu plus de sa longueur, tandis qu'il parle de fendre complètement *le col de la vessie* jusqu'à l'orifice de ce viscère, et qu'effectivement il n'incise pas la paroi postérieure de la prostate dans toute sa longueur, excepté dans les cas où il propose de diviser en même temps le commencement du bas-fond de la vessie. « La cannelure du
» cathéter rencontrée, dit-il, on enfonce le bis-
» touri jusque dans la vessie en suivant cette
» cannelure, et on incise le col de cet organe dans
» une plus ou moins grande étendue, selon le

» volume et la forme qu'on suppose à la pierre;
» et comme ici l'on est fort exposé à se tromper,
» je crois qu'il convient de tenir la plaie du col
» et de la prostate plutôt petite que grande,
» parce qu'on a plus tard toute facilité pour
» l'agrandir. »

Dans mes expériences, j'ai toujours suivi ponctuellement ce précepte. Le sphincter de l'anus étant incisé de bas en haut, de manière à rendre apparente la cannelure du cathéter introduit dans la portion membraneuse de l'urètre, j'ai enfoncé la pointe d'un bistouri convexe dans la cannelure du cathéter jusqu'à l'entrée de l'orifice de la vessie, coupant ainsi *verticalement* tout ce qui se présentait de la partie inférieure et postérieure de la prostate; ensuite, j'abaissais un peu la main et je retirais le bistouri par le rectum, en appuyant son tranchant avec force sur la partie postérieure de la prostate; de manière à faire correspondre, autant que je le pouvais, l'incision de la paroi supérieure du rectum, qui répond à la face postérieure de cette glande, avec l'orifice de la vessie. J'obtins ainsi constamment le même résultat que celui qui est indiqué dans la fig. 1, (pl. IV), c'est-à-dire, que l'incision pratiquée suivant les règles prescrites par M. le professeur Vacca, et dans laquelle on laisse intact l'orifice de la vessie, ne divise que la moitié au plus de la longueur de la portion postérieure de la prostate, de sorte que la base de cette glande reste intacte dans une assez grande épaisseur. En outre, j'ai remarqué que lorsqu'on enfonce le bistouri assez avant dans la vessie, de sorte qu'en le poussant ou en le retirant on incise de quelques lignes l'orifice de cet organe, il reste toujours postérieurement une assez grande épaisseur de la base de la prostate, pour qu'on puisse assurer que cette glande n'est jamais divisée complètement en pratiquant l'opération ainsi qu'on vient de le dire, c'est-à-dire quand on coupe le bord inférieur de l'orifice de la vessie dans la profondeur de quelques lignes.

On conçoit, en effet, qu'il ne peut en être autrement, quand on considère que l'orifice de la vessie s'ouvre, non pas dans le centre, mais dans la portion supérieure de la prostate, laquelle portion est sensiblement moins longue que la portion inférieure ou postérieure. Il résulte de cette disposition, que lorsqu'on enfonce le bistouri dans la cannelure du cathéter, jusqu'à l'entrée de l'orifice de la vessie et quelques lignes au-delà de cet orifice, on ne peut entamer que la moitié ou un peu plus de la moitié de la longueur de la portion inférieure de la prostate, soit quand on plonge l'instrument dans le fond de la plaie, soit quand on le retire. En effet, si l'on tire une ligne perpendiculaire, où qu'on dirige perpendiculairement un stylet de l'orifice de la vessie sur la portion postérieure de la prostate, cette ligne ou ce stylet tombe sur la moitié de la face postérieure de cette glande, laissant ainsi derrière elle une épaisseur notable de la base de la prostate : au contraire, si le chirurgien se propose d'inciser cette portion postérieure, y compris la base, ainsi que le conseille M. le professeur Vacca dans les cas où la pierre est très-volumineuse, il faut alors enfoncer le bistouri le long de la cannelure du cathéter, de manière qu'il pénètre à plus d'un pouce dans l'intérieur de la vessie. C'est de cette manière seulement qu'on peut fendre inférieurement l'orifice de la vessie dans toute l'épaisseur de sa circonférence, en même temps que la partie postérieure de la base de la prostate et le commencement du bas-fond de la vessie, incision dans laquelle on divise toujours obliquement l'extrémité de la vésicule séminale gauche. Mais comme, dans les cas où le calcul est d'une grosseur ordinaire, M. le professeur Vacca ne pratique pas une ouverture aussi étendue, il est évident que le plus souvent il n'incise la portion postérieure de la prostate que dans la

moitié ou un peu plus de la moitié de sa longueur, et que sa base reste intacte, ainsi qu'on
le voit dans la Fig. 1 (Pl. IV), quand on a
l'intention, comme il le conseille, « de faire
» l'incision du col de la vessie et de la prostate
» plutôt petite que grande, parce que, ajoute-
» t-il, on peut l'agrandir facilement s'il en est
» besoin. »

Si l'on jette maintenant un coup-d'œil sur la
Fig. 2 (Pl. IV), qui représente le résultat de
l'opération décrite plus haut, et qu'on examine
les parties qui se trouvent alors intéressées,
comme on le voit dans la Fig. 1 (Pl. IV), on
peut remarquer qu'il est nécessaire de prolonger l'incision vers la partie postérieure de la
base de la prostate pour qu'on puisse distinguer facilement de bas en haut l'orifice de la
vessie. Ce fait prouve donc que, dans les cas
ordinaires, M. le professeur Vacca n'incise pas
complètement *le col de la vessie,* comme il le suppose, en divisant *verticalement* la prostate. En
outre, à l'ouverture du cadavre de M. Talenti,
qui succomba six heures après l'opération de la
taille recto-vésicale, on reconnut que « l'inci-
» sion avait compris les tégumens, le sphincter
» de l'anus et cinq ou six lignes de l'intestin
» rectum ; » et, précisément, une incision de
cinq ou six lignes au-delà du sphincter de

l'anus correspond à-peu-près à la moitié ou même moins de la moitié de la longueur de la partie postérieure de la prostate.

M. le professeur Vacca ne peut donc pas dire que je me suis écarté des préceptes qu'il donne, quand j'ai pratiqué la taille recto-vésicale sur le cadavre, et que les résultats que j'ai obtenus sont faux et illusoires : d'ailleurs, qu'il décide lui-même si dans sa taille recto-vésicale on incise *le col de la vessie dans une étendue égale à celle qui résulte de la taille latérale.* On peut, à ce sujet, comparer les Fig. 1, 2 (Pl. III) aux Fig. 1 2 (Pl. IV) : un simple coup-d'œil suffira pour faire reconnaître, d'abord, qu'après la taille recto-vésicale telle qu'on la pratique ordinairement, il existe toujours une assez grande épaisseur de la base de la prostate, qui entoure l'orifice de la vessie comme un anneau résistant et resserré, et qui rend difficile l'introduction du doigt ou des tenettes ; en second lieu, que le trajet parcouru par le bistouri le long de la cannelure du cathéter, depuis la portion membraneuse de l'urètre jusqu'à l'orifice de la vessie, est beaucoup plus long (Fig. 2, Pl. IV) que celui que ce même instrument parcoure, quoique s'étendant de la portion membraneuse de l'urètre à l'orifice de la vessie, lorsqu'il traverse la portion *supérieure* et *latérale*

de la prostate. (Fig. 1, Pl. III.) En outre, après
la taille recto-vésicale, on ne pénètre dans la
vessie qu'en dirigeant le doigt de bas en haut
(Fig. 2 , Pl. IV), tandis que la taille latérale
ouvre un trajet direct et bien plus court. (Fig. 1,
Pl. III.)

Le professeur de Pise ne pouvant se refuser
à l'évidence des faits que j'ai consignés dans le
Mémoire précédent, s'est borné à les examiner
superficiellement, en disant (page 10) : «que,
» lors même qu'on vérifierait que le trajet à
» parcourir est légèrement courbe, comme il
» existe au milieu de parties molles très-exten-
» sibles, il est très-facile de faire disparaître cette
» direction à l'aide du doigt ou des tenettes. »
Dans cette assertion, le professeur Vacca se
trompe grandement ; car le trajet à parcourir
est plus que *légèrement recourbé* de bas en haut ;
et de plus, l'épaisseur et la dureté de la portion
postérieure de la prostate sont telles (1), que
cette glande se déchire plutôt que de se prêter
à un certain degré d'extension, quand on extrait
un calcul qui excède les dimensions ordinaires,
et qui exige ainsi un grand écartement des
mors des tenettes pour être saisi convenablement ; ce qu'on ne peut pas dire à l'égard de

____

(1) *Voyez* fig. 1 et fig 2, pl. IV.

la taille latérale (1). D'ailleurs, je pense que M. Vacca doit être bien convaincu de cette vérité en lithotomie, que ce ne sont point aux branches de l'ischion, mais bien à l'étendue de l'incision *du col de la vessie*, qui n'est pas assez grande, qu'on doit attribuer l'obstacle qui s'oppose principalement à l'extraction des calculs qui excèdent un peu la grosseur ordinaire, surtout chez les sujets dont la prostate est assez volumineuse; circonstance qui n'est pas très-rare chez les calculeux.

C'est spécialement sous ce rapport que la taille latérale est supérieure aux différentes méthodes connues jusqu'à présent pour extraire les calculs de la vessie. En effet, que l'incision soit faite avec le couteau de Cheselden ou avec le gorgeret que j'ai décrit, elle divise complètement *le col de la vessie;* la prostate est fendue dans sa partie supérieure et latérale, et, de plus, on entame latéralement l'orifice de la vessie (Pl. III, Fig. 2) (2). S'il reste en même temps une épais-

---

(1) *Voyez* l'examen de l'ouvrage du docteur Farnèse, par le docteur Omodei, *in Annali universali di Medicina*, vol. **XXIX.**

(2) *Voy.* fig. 3, pl. III. Il faut ici se rappeler que Scarpa nomme col de l'urètre la portion prostatique de ce canal, qu'il désigne ici dans les mêmes termes que Vacca, comme *le col de la vessie. Voy.* la note de la page 2 du *Mémoire sur le Gorgeret tranchant.* (Note du Trad.)

seur d'une ligne et demie environ de la base de la prostate dans sa partie *supérieure et latérale* (Fig. 1, Pl. III), qui n'est pas complètement divisée, elle se trouve néanmoins assez profondément incisée, de même que l'orifice de la vessie, pour être réduite à la simple épaisseur d'une membrane. En outre, l'incision latérale intéresse, dans ce cas, la portion *supérieure et latérale* de la prostate, qui est bien moins épaisse et moins dure que sa portion postérieure (Fig. 3, Pl. III), et qui, conséquemment, est bien plus extensible ; aussi se prête-t-elle, avec l'orifice de la vessie, à un degré considérable de dilatation, sous l'influence d'efforts modérés, pourvu qu'ils soient bien dirigés et augmentés graduellement. Il en résulte que l'on peut extraire avec succès, à l'aide de la taille latérale, des calculs volumineux et quelquefois même très-gros (1) ; ce qu'on n'obtient pas par la taille recto-vésicale pratiquée suivant la méthode ordinaire du professeur Vacca, à moins qu'on n'incise dans toute leur épaisseur l'orifice de la vessie, la base de la prostate et le commencement du bas-fond de la vessie.

Ces différens faits sont considérés par le professeur de Pise comme *des raisons très-judi-*

______

(1) Omodei, *loc. cit.*

cieuses *fondées sur des données très-fausses*, ou comme de simples *discussions théoriques*. Cependant on n'a point ici discuté sur quelque point d'un nouveau système en médecine , mais on a raisonné sur des faits positifs, puisés dans l'anatomie appliquée aux opérations chirurgicales. C'est, en effet, la connaissance approfondie de l'organisation qui sert de base à la chirurgie , et qui démontre combien la taille recto-vésicale est inférieure à la taille latérale ; vérité que je crois avoir prouvée dans le Mémoire précédent et dans celui-ci, en n'employant que des argumens tirés de l'anatomie.

J'ai dit précédemment que lorsqu'on pratique la taille recto-vésicale, il doit arriver très-rarement que l'incision *verticale* de la prostate tombe précisément sur la partie moyenne du verumontanum, et qu'ainsi on coupe ordinairement, plus ou moins obliquement, le conduit éjaculateur *gauche*, et plus rarement il est vrai, les deux conduits à-la-fois. Le professeur Vacca, ainsi que l'un des partisans de son procédé, ne peuvent concevoir comment ce dernier accident pourrait arriver : cependant c'est un fait très-facile à concevoir, quand on sait que chez quelques individus les deux conduits éjaculateurs sont exactement parallèles l'un à l'autre, et si intimement unis, qu'ils semblent ne former qu'un seul conduit avant de s'ouvrir sur les parties latérales du verumontanum. Du reste, M. Vacca persiste à croire que l'orifice de ces conduits excréteurs n'est point doué d'un mode particulier de sensibilité, et de propriétés en vertu desquelles ils peuvent modérer ou retenir le sperme, suivant certaines circonstances, soit dans l'état de santé, soit dans l'état de maladie ; en un mot, que les orifices de ces canaux excréteurs ne sont pas doués d'une sensibilité spéciale ; qu'ils sont purement *passifs*, opinion qui est entièrement opposée aux principes positifs d'une physiologie rationnelle et expérimentale et aux observations que la pathologie a fournies à ce sujet. Cet auteur va jusqu'à comparer l'ouverture artificielle que l'on pratique dans l'épaisseur de la joue, pour diriger dans l'intérieur de la bouche le cours de la salive qui coule au-dehors, quand il existe une fistule du conduit de Stenon ; il compare, dis-je, cette ouverture à l'orifice naturel du conduit éjaculateur, comparaison qui est réellement absurde, quel que soit l'aspect sous lequel on la considère, quant au siége, à la structure et aux usages de ces différentes parties. Il faut d'ailleurs, suivant lui, que l'ardeur de la discussion se calme jusqu'à ce que les enfans qu'on a opérés de la taille recto-vésicale deviennent adultes , pour qu'on puisse décider s'il peut résulter quelque inconvénient de la lésion partielle ou totale de l'appareil éjaculateur.

Cependant je demanderai au professeur Vacca comment il est arrivé qu'un homme , âgé de soixante-cinq ans, opéré de la taille recto-vési-cale (pag. 43) , ayant voulu se lever de son lit et faire quelques pas dans la salle, huit jours après l'opération, eut les deux testicules affectés d'un gonflement inflammatoire très-douloureux, dont les progrès furent arrêtés par l'emploi de fomentations d'eau de guimauve et d'un traite-ment interne approprié? Pourquoi un autre indi-vidu , opéré également de la taille recto-vésicale (p. 98), éprouva également , mais sans aucune cause connue , huit jours après l'opération, des accidens analogues ? Le testicule *gauche* s'en-flamma, se gonfla, et particulièrement l'épi-didyme , et l'on fut obligé de combattre cette inflammation par l'application de cataplasmes émolliens, de sangsues, de purgatifs doux, etc. : malgré ce traitement , la suppuration se forma dans l'épaisseur de l'épididyme , et l'on fut obligé d'ouvrir cet abcès. Je crois que la tumé-faction inflammatoire et douloureuse du testi-cule gauche, et spécialement de l'épididyme de ce côté , ne laisse aucun doute sur la blessure du

conduit éjaculateur *gauche* dans cette circonstance : l'on sait, d'ailleurs, avec quelle facilité
l'inflammation du conduit éjaculateur se pro-
page à la vésicule séminale correspondante, et
de là au canal déférent, à l'épididyme et au
testicule du même côté.

Le professeur Uccelli, de Florence, rapporte
qu'un homme de trente-trois ans, qui conserva
d'ailleurs une fistule après avoir été opéré de
la taille recto-vésicale pour l'extraction d'un
calcul qui avait le volume d'un œuf de pigeon,
éprouvait de temps en temps une douleur plus
ou moins vive dans le testicule gauche, lequel
se gonflait alors, et obligeait le malade à garder
le lit. « Ces accidens, ajoute l'auteur, ne dépen-
› daient-ils pas de la lésion du conduit éja-
› culateur gauche, qui avait eu lieu dans l'opé-
› ration (1) ? »

Le professeur Guidetti, de Genève, a rapporté que sur *douze* individus opérés de la
taille recto-vésicale, *trois* eurent une inflammation du testicule, accompagnée de gonflement et de douleur aiguë, et que, chez l'un
d'eux, l'inflammation se termina par suppuration (2).

----

(1) *Anno di Clinica esterna*, vol. II, pag. 119.
(2) *Giornale di Omodei*, vol. XXXIII.

M. Vacca répondra peut-être que cet accident n'est pas constant après la taille recto-
vésicale : j'en conviens; mais il n'arrive pas
non plus constamment après la suppression
subite d'un écoulement gonorrhéique. Il suffit,
pour appuyer notre assertion, que cet accident
puisse survenir quelquefois après la taille recto-
vésicale, pour que nous devions l'indiquer avec
raison parmi les inconvéniens attachés à cette
opération, en faisant remarquer qu'il résulte
de la lésion de l'appareil éjaculateur, lésion
à laquelle on n'est pas exposé dans la taille
latérale.

M. Vacca persiste également à croire qu'il
n'y a aucune différence, quant aux symptômes
consécutifs, entre l'incision de l'intestin rectum
pour une fistule à l'anus, et celle qui divise à-
la-fois cet intestin, la vessie et les parties qui
dépendent de ce viscère. Je pense que cette
opinion n'est pas fondée, car il me suffira, pour
le prouver, de m'en rapporter aux soixante
observations qui ont été publiées par lui ou
d'autres opérateurs. On peut remarquer, en
effet, que dans ce nombre il y en a très-peu
dans lesquelles on n'ait pas observé, peu de
temps après l'opération, *une douleur vive à
l'hypogastre, une sensibilité très-grande de l'abdomen, de la fièvre, du météorisme*, symptômes

qui annonçaient le développement d'une *cystite*,
d'une *péritonite :* aussi presque tous les opérés
ont-ils été soumis au traitement propre à calmer
l'intensité de ces accidens, tels que les saignées
générales, les applications réitérées d'un grand
nombre de sangsues au périnée, aux aînes, sur
l'abdomen ; les fomentations émollientes, les
délayans, la diète la plus sévère. Ces symptômes, qui ont été fréquens et dont on peut
apprécier la gravité par les moyens qui ont été
mis en usage, ont évidemment été le résultat
de l'incision simultanée du rectum, de la vessie
et de ses dépendances, incision qui, comme on le
voit, peut avoir des suites fâcheuses qu'on n'a
pas à redouter, ou au moins très-rarement,
après la taille latérale. C'est du moins un fait
sur lequel tous les praticiens sont d'accord.

Quant à la lésion du *repli postérieur* du péritoine, le professeur Vacca essaye de diminuer
la force de cette objection en disant, que pour
éviter cet accident dans les cas où la pierre est
très-volumineuse, il suffit d'avoir la précaution
de commencer l'incision comme on la pratique
communément, et de la prolonger de l'orifice
au bas-fond de la vessie, en proportionnant
son étendue au volume de la pierre. En don-
nant ce précepte, M. Vacca ne s'est pas rappelé que le professeur Géri, de Turin, trouva

ce repli péritonéal incisé chez un individu qu'il
avait opéré précisément comme il le conseille,
c'est-à-dire qu'il avait commencé la section du
col de la vessie, et qu'ensuite il l'avait prolongée de l'orifice jusqu'au commencement du
bas-fond de cet organe. En outre, le professeur
de Pise pense que les remarques de Camper à
ce sujet sont favorables au précepte qu'il donne,
parce que cet auteur dit que lors même que le
pli du péritoine descend très-bas, on peut très-
bien et sans inconvénient faire une ponction
à la vessie par le rectum, quand ce viscère est
largement distendu par l'urine. Mais je ne
ferai ici qu'une seule observation, c'est que
Camper ne parle que d'une simple ponction
faite immédiatement derrière la base de la
prostate, opération qui est bien différente de
l'incision qui s'étend de l'orifice au bas-fond de
la vessie et qui est suffisamment grande pour
livrer passage à un calcul très-gros ; ce qui ne
peut avoir lieu qu'autant que l'ouverture comprend une assez grande partie du bas-fond de
la vessie. M. Vacca a d'ailleurs omis d'observer
qu'il existe une différence notable entre une
vessie largement et également distendue par
l'urine et celle qui contient une pierre volumineuse avec très-peu d'urine ou sans une
goutte de ce liquide. Dans le premier cas, en

effet, la vessie s'élève au-dessus du pubis et se porte en avant, en même temps que son fond remonte vers la base du sacrum; tandis qu'au contraire, lorsqu'elle contient un gros calcul sans une goutte d'urine ou avec une petite quantité de ce liquide, son bas-fond est plus enfoncé que de coutume dans l'excavation du bassin, déprime l'extrémité de l'intestin rectum de dedans en dehors, et entraîne avec force en avant, vers l'orifice de cet intestin, le repli postérieur du péritoine, qui est déjà descendu très-bas, si les deux circonstances indiquées précédemment, et qui peuvent rendre l'opération funeste, se présentent dans le même individu, soit qu'on opère suivant la méthode de M. Vacca, ou qu'on divise seulement le bas-fond de la vessie au-delà de la base de la prostate, comme le conseille M. Sanson.

M. Vacca émet une opinion à-peu-près analogue à la nôtre, au sujet des fistules *recto-urinaire* et *sterco-urinaire* qui succèdent à la taille recto-vésicale, et il convient assez clairement qu'elles sont plus fréquentes après cette opération; mais que cependant il ne faut pas les considérer comme des accidens bien fâcheux, car les fistules recto-urinaires, en particulier, guérissent spontanément après un certain temps; ou, si elles continuent d'exister, elles ne causent qu'une incommodité légère, parce qu'elles ne laissent écouler que quelques gouttes d'urine quand la vessie se contracte pour expulser ce liquide. J'ai dit au sujet des fistules, dans le Mémoire précédent, qu'elles étaient un accident tellement rare après la taille latérale, qu'on n'en voit peut-être pas deux fois sur cent opérés : cette assertion paraît surprendre M. Vacca, qui me demande sur quels faits je la fonde: Mais je peux lui répondre que je m'appuie de l'autorité de tous les plus célèbres lithotomistes, tant anciens que modernes, depuis Cheselden jusqu'à l'époque actuelle; que je puis même invoquer sa propre expérience, qui attesterait que lui-même n'a observé d'accidens de cette espèce que depuis qu'il a cessé de pratiquer la taille latérale pour adopter la taille recto-vésicale.

J'ajouterai que, si M. Vacca veut accorder quelque confiance aux résultats de ma pratique particulière, ils lui prouveront que, sur plus de *trois cents* individus que j'ai opérés de la taille latérale proprement dite, dans l'espace de plus de *quarante* années, soit à l'hôpital ou ailleurs, je n'ai vu survenir de fistule, consécutivement à cette opération, que chez deux enfans; et cet accident fut le résultat d'une inadvertance de ma part : Je me servais du lithotome aigu de Moreau, et je perçai l'intestin rectum; mais

celte faute ne doit point être attribuée à l'imperfection de la taille latérale. Quant à la guérison de la plaie du périnée chez mes autres
opérés, habituellement elle eut lieu promptement, sans qu'il fût nécessaire de la hâter par
l'application réitérée du nitrate d'argent; ce
qui est nécessaire après la taille recto-vésicale,
dès les premiers jours qui suivent l'opération.
On peut même ajouter en passant, que cette
circonstance n'est guère en rapport avec le *ju-
cundè* de Celse.

Le professeur Vacca compare ensuite la taille
recto-vésicale à la taille hypogastrique. Dans
ce parallèle, où il cherche à démontrer l'infé-
riorité du HAUT APPAREIL, il dit : « que la con-
» traction involontaire des muscles de l'abdo-
» men, qui a lieu dans le moment de l'opération,
» diminue considérablement l'étendue de l'in-
» cision qu'on a pratiquée, et rend très-diffi-
» ciles les recherches et l'extraction du calcul. »
Cette assertion n'est pas seulement fausse en
théorie, mais elle est encore démentie par l'expérience. En effet, les deux muscles obliques
et transverses du bas-ventre, ayant leurs points
d'attache à la ligne blanche, doivent plutôt dilater que rétrécir l'ouverture faite à la ligne
blanche, lorsqu'ils viennent à se contracter soit
volontairement, soit spasmodiquement : d'un

autre côté, les muscles droits, qui sont situés
à une certaine distance l'un de l'autre, sur les
côtés de la ligne blanche, ne peuvent en aucune
manière se rapprocher, quand ils se contractent
fortement, de manière à rendre l'opération plus
laborieuse. En outre, que l'on consulte l'expérience, et l'on verra que le Fr. Cosme n'a
jamais rencontré ces difficultés dans les nombreuses opérations qu'il a pratiquées et à plusieurs desquelles j'ai assisté : je ne les ai pas non
plus rencontrées en pratiquant moi-même cette
opération sur le vivant.

M. Vacca exagère ensuite le danger qui existe
dans cette opération, de blesser le péritoine,
et il s'appuie d'un fait inexactement rapporté.
Suivant lui, le professeur Jacopi, pratiquant
en ma présence la taille hypogastrique sur une
ex-religieuse, nommée Catterina Riva, qui
était avancée en âge, d'une faible constitution
et éminemment hystérique, fit au péritoine
une ouverture par laquelle il s'échappa une anse
d'intestin. Voici ce qui arriva réellement : la
pierre était d'un volume très-considérable et
ovoïde ; elle était chargée et extraite à moitié
de la vessie, mais on ne put lui faire franchir l'ouverture de la ligne blanche, parce
qu'elle avait deux lignes de moins d'étendue
que le diamètre transversal du calcul : l'inci-

sion fut aussitôt agrandie de deux lignes, et la pierre fut extraite avec la plus grande facilité (1). Les accidens consécutifs à l'opération eurent si peu de gravité, que le onzième jour la malade put commencer à prendre des alimens solides, dont on augmenta la quantité les jours suivans. La cinquième semaine, elle se leva et se promena dans l'appartement. La plaie de l'abdomen était presque entièrement cicatrisée, l'urine sortait en totalité par l'urètre, et cette dame était sur le point de retourner à sa demeure, qui était distante de sept milles, lorsque le *quarantième* jour de l'opération, par un de ces accidens qui ne sont pas très-rares dans la pratique médicale, elle devint morose, triste, perdit l'appétit, les forces l'abandonnèrent, et elle fut atteinte d'un typhus avec délire, qui la conduisit au tombeau au bout de six jours. Nous apprîmes alors qu'elle avait été affectée profondément à la nouvelle qu'elle reçut que, pendant son absence, on avait pénétré dans sa maison, où l'on avait volé le peu qu'elle possédait.

D'après ces derniers renseignemens, il n'est aucun praticien qui ne reconnaisse que M. le pro-

---

(1) *Voy.* les détails de cette observation rapportée par le docteur Molina. Pavie, 1812, chez Giovani Capelli, libraire.

fesseur Vacca a été induit en erreur par des rapports absurdes et dictés par la mauvaise foi. D'ailleurs, comment pourrait-on croire que le péritoine, ayant été incisé, a donné issue à une anse intestinale, qui aurait pu rester *quarante* jours en contact avec l'urine sans donner lieu à aucun accident? On conçoit difficilement, d'après ces réflexions, que le professeur de Pise ait pu avancer ainsi un fait dénué de vraisemblance, pour démontrer qu'il est difficile de pratiquer la taille hypogastrique sans intéresser le péritoine, et ternir ainsi la mémoire du professeur Jacopi. J'ose espérer qu'on me pardonnera une digression qui me rappelle de douloureux souvenirs, mais que j'ai cru devoir retracer ici, dans un moment où je déplore la perte récente de ce jeune Élève, enlevé trop tôt à la science et à ses amis, qui purent apprécier les qualités de son cœur et l'étendue de ses connaissances.

Je ferai remarquer, au sujet de la taille hypogastrique, que, d'après les modifications que j'ai apportées à la méthode du Fr. Cosme (1), et les résultats de ma propre expérience, cette opération est d'une exécution facile, sûre, et ne présente point les dangers que le professeur

____

(1) *Voyez* le second Mémoire, pag. 47.

Vacca et quelques autres chirurgiens signalent comme attachés à ce procédé, et qui pourraient effrayer les jeunes praticiens. Quant à l'issue de la taille hypogastrique, elle dépend de l'état sain et de l'extensibilité de la vessie. Le docteur Home a pratiqué cette opération, il y a quelques années, sur un homme, avec un prompt et plein succès, en suivant à-peu-près le procédé que j'ai indiqué, et sans faire d'incision préalable au périnée (1), incision qui fournit la seule objection raisonnable qu'on puisse opposer à cette méthode quand on l'emploie chez l'homme. Relativement à l'extraction des calculs très-volumineux, je ne pense pas qu'il s'agisse simplement de décider quelle est celle de ces deux méthodes qu'on doit préférer, mais il faut considérer l'altération plus ou moins profonde des parois de la vessie, ainsi que je l'ai exposé précédemment (2); je crois même inutile de rappeler que l'on doit, d'ailleurs, donner la préférence, dans ce cas, au *haut appareil*, ne serait-ce même que parce qu'on n'a point à craindre qu'il reste après l'opération une fistule sterco-urinaire.

En outre, on rencontre dans la pratique,

----

(1) Voyez *Philos. Trans.*, ann. 1820, pag. 2.
(2) *Voyez* le Mémoire précédent, pag. 142 et suiv.

ainsi que je l'ai dit dans le Mémoire précédent, certains cas dans lesquels le chirurgien ne doit pas opérer, que la pierre soit d'une grosseur médiocre ou qu'elle soit très-volumineuse : cette opinion, contraire à celle du professeur de Pise, ne peut être révoquée en doute. Mais, après l'exemple funeste de Talenti, M. Vacca conseillera-t-il l'opération uniquement, comme il le dit, par un sentiment *d'humanité*, ainsi qu'il l'a pratiquée sur un homme âgé de cinquante-cinq ans, d'un tempérament nerveux et irritable, affecté d'une paralysie de la vessie, accompagnée de temps en temps d'une hématurie abondante et de spasmes des voies urinaires tellement douloureux, qu'il fallait administrer presque tous les jours *vingt-six* grains d'opium pour procurer quelque soulagement, et chez lequel, enfin, l'urine était continuellement mêlée de matière purulente? M. Vacca engagera-t-il également à pratiquer la taille, quel que soit d'ailleurs le procédé qu'on mettra en usage, lorsque la pierre est très-grosse, accompagnée de cystite chronique avec épaississement des parois de la vessie, lesquelles sont en même temps appliquées immédiatement sur la pierre ; quand l'urine est purulente, fétide, qu'elle s'écoule involontairement et continuellement ; qu'il existe des mouvemens fébriles irréguliers, avec amaigrissement général, sans pourtant que le malade se plaigne d'éprouver une vive douleur (soit que cela dépende de ce que la vessie n'est plus susceptible de dilatation, soit qu'elle ne puisse se contracter pour expulser l'urine) ? Conseillerait-il, je le répète, de pratiquer alors l'opération, quelle que soit d'ailleurs la méthode qu'on adopte? Non certainement, parce que l'opération ne pourrait alors que hâter la mort du malade ; et je ne pense pas que le succès extraordinaire obtenu par le professeur Barbantini, lorsqu'il pratiqua la première fois la taille recto-vésicale dans des circonstances analogues à celles qui viennent d'être énumérées, puisse autoriser à opérer : l'expérience a prouvé depuis tous les inconvéniens d'une semblable pratique.

Enfin, M. le professeur Vacca termine son troisième Mémoire par l'énumération des guérisons obtenues par la taille recto-vésicale, et il considère cette énumération comme la preuve la plus convaincante de la supériorité de cette méthode sur la taille latérale, sur la taille hypogastrique, et en résumé sur tous les procédés mis en usage jusqu'à ce jour par les lithotomistes. Il rapporte ainsi soixante-dix exemples de guérison, y compris celles qui avaient été publiées à diverses époques dans ses deux Mémoires précédens. Mais personne, que je sache, n'a jamais mis en doute si l'on pouvait être guéri ou non de la pierre par la taille recto-vésicale ; et, lors même que le professeur Vacca rapporterait sept cents cures obtenues par ce procédé, au lieu de soixante-dix, le point de la discussion serait toujours le même. En effet, la question n'est pas de savoir s'il est possible d'extraire un calcul de la vessie par la taille recto-vésicale, et si les individus opérés de cette manière peuvent guérir, mais s'il n'est pas démontré :

1°. Que la taille recto-vésicale, pratiquée suivant les règles prescrites par le professeur Vacca, entraîne toujours la lésion plus ou moins étendue de l'appareil éjaculateur ;

2°. Que, lorsque le calcul est d'un volume ordinaire, et qu'on pratique la taille, ainsi que le conseille ce chirurgien, il reste toujours une portion épaisse et dure de la base de la prostate, qui n'est pas incisée, et qui forme autour de l'orifice de la vessie un bourrelet solide, qui oppose une grande résistance à l'introduction du doigt et des instrumens et à la sortie de la pierre ;

3°. Que la distance qui s'étend de bas en haut, de la portion membraneuse de l'urètre à l'orifice de la vessie, en traversant l'épaisseur considérable de la partie inférieure de la prostate, est plus grande que celle qui sépare ces mêmes parties, quand on pénètre au travers de la partie *supérieure et latérale* de cette glande; en outre, le premier trajet est recourbé de bas en haut;

4°. Que la partie postérieure ou inférieure de la prostate, qui n'est le plus souvent incisée qu'un peu au-delà de la moitié de sa longueur, est bien plus susceptible de se déchirer dans le reste de son étendue, et particulièrement à sa base, à cause de son épaisseur et de son défaut d'extensibilité, que de se prêter à la dilatation que nécessite le passage du calcul;

5°. Que, dans l'extraction de pierres d'un gros volume, il est nécessaire de fendre plus ou moins le bas-fond de la vessie, en pratiquant une incision qui commence au *col de la vessie* (ou ce que les anatomistes plus exacts nomment *le col de l'urètre*) et se continue jusqu'au-delà de la base de la prostate; incision qui peut avoir des suites funestes pour le malade, si l'on intéresse le repli postérieur du péritoine, et qui, d'ailleurs, donne lieu surement à la formation d'une fistule sterco-urinaire; que de plus, on divise constamment aussi la partie antérieure de la vésicule séminale *gauche*, circonstance qui mérite d'être prise en considération, quoique M. le professeur Vacca n'y attache aucune importance.

6°. Enfin , que les accidens consécutifs à la taille recto-vésicale pratiquée suivant l'un ou l'autre des procédés indiqués par M. Sanson, sont presque toujours très-graves et dénotent une cystite ou une péritonite mortelle (1). Aussi a-t-il fallu, dans presque tous les cas, avoir recours, après l'opération, aux moyens anti-phlogistiques les plus énergiques.

Je ne crois pas qu'on ait jamais signalé les différens inconvéniens que nous venons de rappeler, comme étant attachés à la taille latérale proprement dite ; et, à la vérité, on les évite tous en opérant suivant la méthode de Cheselden ou à l'aide du gorgeret que j'ai modifié : il est très-rare, enfin, de voir la taille latérale donner lieu à une cystite grave et mortelle. Quant aux calculs très-volumineux dont l'extraction ne peut avoir lieu par le périnée (quoiqu'il soit possible d'extraire par cette voie des pierres très-grosses, ainsi que le prouve l'observation rapportée par le docteur Omodeï , *loc. cit.*),

---

(1) Dans le petit nombre des opérations pratiquées à l'Hôtel-Dieu de Paris, on a pu voir que l'inflammation du tissu cellulaire du petit bassin a été aussi un des accidens fréquens après la taille recto-vésicale, quand le calcul était volumineux. Senn , *Thèse citée.* (Note du Trad.)

et qui peuvent réclamer l'opération , parce que la vessie n'a pas été profondément altérée par la présence de la pierre , et qu'elle est suffisamment extensible , ce qu'on reconnaît aux symptômes généraux et locaux tirés de l'exploration par le rectum , de l'introduction du cathéter dans la vessie , de la nature de l'urine et de la quantité qui en est rendue à chaque expulsion , des douleurs ou de l'absence de toute sensibilité de la vessie , malgré la présence d'un calcul volumineux , et des autres circonstances analogues signalées par les auteurs qui font autorité en semblable matière; pour l'extraction de ces calculs, disons-nous , il est hors de doute que l'on doit préférer alors la taille hypogastrique à la taille recto-vésicale (1) , pratiquée de l'une ou de l'autre manière.

Je termine ici cette analyse , dans laquelle j'aurais pu apporter moins de concision , si je n'avais craint de fatiguer l'attention des chirurgiens véritablement instruits et pour lesquels je l'ai principalement écrite. Je crois avoir des motifs suffisans pour penser qu'il n'en est aucun

____

(1) On peut lire une Observation du docteur Pezerat , consignée dans le *Journal complémentaire du Dictionnaire des Sciences médicales* , pour avoir une idée des grandes et nombreuses difficultés qu'on rencontre en pratiquant la taille du bas-fond de la vessie par le rectum. (*Voy.* le tom. XVII.)

qui ne reconnaisse que M. le professeur Vacca, loin d'avoir démontré, dans ce troisième Mémoire, la question qu'il s'était proposée, n'a fait que prouver d'une manière plus positive, que la taille recto-vésicale est bien inférieure, par ses nombreux inconvéniens et son imperfection, à la taille latérale et au haut appareil.

OBSERVATIONS PRATIQUES,

QUI DÉMONTRENT LES DÉSAVANTAGES DE LA TAILLE RECTO - VÉSICALE, COMPARÉE A LA TAILLE LATÉRALE.

Le docteur Guidetti, professeur de clinique chirurgicale au grand hôpital de Genève, qui avait été, dans le principe, l'un des partisans les plus zélés de la taille recto-vésicale, convaincu depuis, par l'expérience, de l'imperfection et des nombreux désavantages de cette méthode, et éclairé sur les incommodités qui en sont la suite lorsque les malades guérissent, vient de faire publier par un de ses aides de clinique, le chirurgien Arrighetti, un écrit dans lequel il se rétracte hautement, et d'une manière qui honore autant son caractère qu'elle démontre sa bonne foi et cet amour de la vérité, qu'on doit toujours apporter dans l'étude des sciences, quand surtout on veut contribuer à leurs progrès (1).

_____

(1) Voy. les *Annali universali di Medicina del dott. Omodei*, vol. XXXIII, ottobre e novembre 1824.

Il résulte des faits rapportés par M. Arrighetti, que sur douze individus opérés de la taille recto-vésicale par le docteur Guidetti, *six* ont guéri et *six* ont succombé. Parmi ces derniers, deux périrent quelques mois après l'opération, épuisés par une diarrhée chronique : un autre, âgé de soixante ans, mourut quatre jours après l'opération ; le quatrième, âgé de vingt-six ans, succomba le douzième jour : le cinquième était un vieillard de soixante-quinze ans ; il périt le dixième jour ; et le dernier, âgé de quarante-cinq ans, mourut dans un état de langueur neuf mois après l'opération.

Parmi ces douze opérés, il y en eut trois chez lesquels l'un des testicules fut affecté d'inflammation de tuméfaction, et de suppuration. Un de ceux qui guérirent, remarqua qu'après le coït le sperme continuait de s'écouler en bavant par l'extrémité du canal de l'urètre.

Les ouvertures de cadavres ont fait voir au professeur Guidetti que, lorsqu'on pratique la taille recto-vésicale, on divise toujours l'un ou l'autre des conduits éjaculateurs. En outre, il a remarqué que le plus souvent, chez l'adulte, la base de la prostate reste intacte, et oppose une résistance très-grande à l'extraction de la pierre, lors même qu'elle n'est que d'une grosseur ordinaire. A cet inconvénient il s'en joint un autre chez l'homme adulte, ainsi que je l'ai dit dans mon premier Mémoire (§. X *et suiv.*); c'est que cette portion intacte de la base de la prostate donne au trajet qu'il faut parcourir pour pénétrer dans la vessie une longueur et une direction recourbée que n'a point le trajet qu'on s'ouvre dans la taille latérale. Ce chirurgien rapporte que chez un homme il ne put toucher avec les tenettes deux calculs de la grosseur d'une petite noix que contenait la vessie, et qui étaient situés dans son bas-fond, à cause du trajet long et courbe de bas en haut qu'il fallait parcourir pour arriver dans la vessie, tandis que les deux calculs étaient pour ainsi dire cachés derrière la portion intacte de la base de la prostate.

Quant aux opérés qui sont morts dans le marasme à la suite de diarrhée chronique et quelques mois après l'opération, M. Arrighetti fait observer avec raison que dans les quatre premiers jours qui suivent la taille latérale, le gonflement des lèvres de la plaie s'oppose à l'écoulement de l'urine, qui passe alors par le canal de l'urètre, et que lorsqu'elle sort ensuite par la plaie, cela ne dure jamais long-temps. Au contraire, après la taille recto-vésicale, comme l'incision se trouve dans la partie la plus déclive du col de la vessie, l'urine a naturellement plus de tendance à s'écouler dès le principe par la plaie que par le canal de l'urètre ; il résulte nécessairement de cette circonstance, qu'après la taille recto-vésicale l'urine s'écoule par l'anus beaucoup plus long-temps que par la plaie du périnée après la taille *latérale*, ce qui favorise ainsi la formation d'une fistule recto-urétrale, en même temps que l'irritation de l'intestin rectum déterminée par le contact de l'urine, contribue à retarder beaucoup la cicatrisation de la plaie.

Instruit par ces résultats de l'expérience, le professeur Guidetti est revenu à l'opération de la taille *latérale*, à l'issue de laquelle il n'a perdu que *dix* opérés sur *cent*. Parmi les cures remarquables que ce professeur a obtenues par ce dernier procédé, M. Arrighetti rapporte l'observation d'un vieillard quadragénaire, qui fut opéré trois fois suivant cette méthode dans l'espace de quelques années, et qui jouit depuis huit ans d'une santé parfaite. On pourrait rapprocher de ce fait l'exemple malheureux fourni par Trabucco, qui fut également opéré trois fois de la taille recto-vésicale et qui succomba après la dernière opération. Peu de temps après avoir abandonné cette méthode, le professeur Guidetti a opéré, mais par la taille latérale, deux enfans de cinq ans, qui étaient complètement guéris le vingtième jour.

D'un autre côté, on lit dans un Mémoire de M. Senn (1) : « Les résultats obtenus à l'Hôtel-Dieu ne sont pas satisfaisans ; sur six malades opérés dans cet hôpital par M. Dupuytren, selon la méthode de M. Sanson, trois ont succombé à une inflammation du tissu cellulaire du petit bassin ; le premier, quinze jours après l'opération ; les deux autres, le troisième jour. Trois ont donc survécu. Chez le premier, âgé de huit ans, opéré le 7 avril 1823, la plaie ne s'est jamais fermée, et aujourd'hui, sept mois après l'opération, l'urine passe en totalité par la fistule ; il paraît que cette dernière n'est pas seulement urétro-rectale, car, quoique le petit malade vide la vessie à volonté, une petite quantité d'urine suinte constamment à travers les lèvres de la plaie et mouille toujours ses vêtemens.

» Chez le second, opéré le 15 octobre, âgé de neuf ans, la plaie n'est pas encore fermée et laisse suinter continuellement une petite quantité d'urine, et donne la moitié du liquide lorsqu'il urine volontairement ; en outre, les

____

(1) *Parallèle des Tailles*, 1824.

gaz intestinaux passent à travers l'urètre et causent beaucoup de douleur, surtout lorsqu'ils s'y arrêtent, ce qui arrive quelques fois.

« Chez le troisième, âgé de dix-neuf ans, opéré le 5 novembre, la plaie, plus rétrécie, ne laisse point suinter d'urine, mais donne passage à une cuillerée de ce liquide quand le malade vide sa vessie; ce qui équivaut à trois onces de liquide par jour. Suivant ce que dit le malade, les gaz intestinaux, en passant par l'urètre, présentent les mêmes phénomènes que chez le malade précédent. Remarquons encore, que chez deux malades, à partir du dixième jour de l'opération, on a cautérisé chaque matin les deux lèvres de la plaie, et que tous deux ont constamment témoigné beaucoup de douleur. »

Enfin, nous rappellerons, au sujet de la grosseur des calculs, que le professeur Textor, de Würsburg, a rapporté un cas dans lequel la taille recto-vésicale, quoique largement faite, fut insuffisante pour extraire une pierre très-volumineuse, cas duquel l'auteur conclut que cette méthode *« ne peut pas servir à l'extraction de la » pierre quel que soit son volume,* ainsi que *» l'ont avancé les partisans de la taille recto-* *» vésicale* (1). »

____

(1) *Allgem. Medizin.*, etc. etc., 1824.

A tous ces faits de chirurgie pratique on peut ajouter qu'il n'est aujourd'hui personne, parmi les plus zélés partisans de la taille recto-vésicale, qui ne convienne que bien qu'il ne soit pas nécessaire d'intéresser le bas-fond de la vessie, quand il s'agit d'extraire un calcul de médiocre grosseur, on observe cependant souvent, à la suite de l'opération, une fistule recto-urétrale, accident qui est excessivement rare après la taille latérale, quand toutefois on n'a pas blessé le rectum.

MÉMOIRE

SUR

LA TAILLE TRANSVERSALE OU BILATÉRALE.

Celse, comme on le sait, est l'auteur qui a donné la première description de l'opération à l'aide de laquelle on peut extraire les calculs de la vessie. Dans ce procédé, que divers écrivains ont nommé *methodus Celsiana*, *lithotomia Celsiana*, et que d'autres, plus tard, appelèrent *petit appareil*, après avoir indiqué la situation qu'il faut donner au malade, la manière de chercher, d'amener et de fixer la pierre, Celse dit : *Cùm jàm eò venit (calculus), et super vesicæ cervicem sit, juxtà anum incidi cutis plagâ lunatâ usque ad cervicem vesicæ debet, cornibus ad coxas spectantibus paululùm; deinde, eâ parte, quâ strictior ima plaga est, etiamnùm sub cute, altera transversa plaga facienda est, quâ cervix aperia-*

tur , donec urinæ iter pateat sic , ut plaga paulò major quàm calculus sit (1).

Ce passage a été commenté et traduit de différentes manières par les auteurs qui ont écrit sur cette partie de la chirurgie. Paul d'Ægine (2), qui vint plusieurs siècles après Celse, dit positivement qu'il ne faut pas faire l'incision sur le milieu du périnée, mais de côté et obliquement vers la fesse, et cette méthode fut dès-lors pratiquée exclusivement. Cependant plusieurs chirurgiens modernes , interprétant plus littéralement le texte de l'Encyclopédiste latin, y virent l'indication d'une incision semi-lunaire, dont les deux extrémités devaient être tournées en haut vers les cuisses (*ad coxas*). Cette opinion, admise par Deschamps (3), fut combattue par Bromfield (4), qui démontra que cette interprétation n'était nullement conforme au texte de l'auteur, dont les expressions ne dé-signent point une incision en forme de croissant pratiquée sur la partie latérale du périnée, et dont les extrémités soient tournées vers la

---

(1) *Aurel. Corn. Celsus*, lib. VII, sect. 8, edit. Almeloveen.
(2) Lib. VI, cap. 60.
(3) *Traité de la Taille*, tom. II , pag. 12.
(4) *Chirurg. obs. and Cases*, vol. II , pag. 218. London 1773.

cuisse, explication qui n'est point en rapport avec cette phrase : *cornibus ad coxas spectantibus paululùm*. En effet, le mot *coxa* est souvent employé par Celse et d'autres écrivains pour désigner le bassin, l'os coxal et particulièrement l'ischion. Ainsi, suivant cet auteur, il faut faire au-dessus de l'anus une incision semi-lunaire, qui coupe transversalement le raphé du périnée, et dont les extrémités soient un peu inclinées du côté des tubérosités de l'ischion.

La discussion de ce passage de Celse détermina, dans le courant de l'année 1805, M. le professeur Chaussier à faire sur le cadavre quelques expériences propres à confirmer cette dernière interprétation. L'exposé de ces expériences se trouve consigné dans une Thèse soutenue, le 13 thermidor an XIII (1), par M. Morland, de Dijon. Voici ce que rapporte ce médecin.

M. Chaussier vit qu'une incision faite avec les précautions et suivant la direction indiquée par Celse, se trouvait à l'endroit le plus large du détroit périnéal, et qu'en la pratiquant plus profondément, on pouvait facilement arriver à la prostate, l'inciser à droite et à gauche, et se

____

(1) *Propositions sur divers objets de Médecine.* Dissert. inaug., n°. 508. Paris, an XIII (1805).

frayer une voie plus directe pour parvenir à la
vessie. Dès-lors il conçut le plan d'une nouvelle
méthode pour extraire la pierre, et plusieurs
fois, dans son laboratoire d'anatomie, il l'exé-
cuta de la manière suivante, avec son savant et
habile prosecteur, M. Ribes.

Au lieu de placer le sujet, comme on le fait
ordinairement, sur un plan horizontal ou obliquement incliné en devant, M. Chaussier veut
que la tête soit plus basse que le bassin, afin
que la région du périnée, de l'anus, se présente dans toute son étendue, et que le pubis
se trouve sur un plan à-peu-près horizontal.
Après avoir ainsi placé le sujet, dont on écarte
et assujettit les cuisses, on introduit dans l'urètre
le cathéter ordinaire cannelé sur sa convexité;
ou, comme le préfère M. Chaussier, le cathéter
doit avoir deux cannelures, l'une à droite et
l'autre à gauche, lesquelles se réunissent au
point de la plus grande courbure de l'instrument, qui correspond ainsi à la base du bulbe,
à la portion membraneuse de l'urètre. On confie cet instrument à un aide, qui est en même
temps chargé de relever le scrotum et de tendre
la peau du périnée.

L'opérateur appuyant alors les trois doigts
de la main gauche sur l'anus, qu'il déprime du
côté du coccyx, prend un fort scalpel à long

manche, à tranchant convexe, et en porte la pointe sur le côté droit du périnée, environ à deux ou trois centimètres de la ligne médiane; et conduisant l'instrument de droite à gauche, il coupe transversalement le périnée, environ un centimètre et demi au-dessus du bord de l'anus; parvenu au côté gauche du raphé, on prolonge l'incision un peu obliquement en bas et du côté de l'ischion; reportant aussitôt la pointe de l'instrument à droite, dans l'endroit où on avait commencé l'incision, on la prolonge également de ce côté en l'inclinant en bas du côté de l'ischion.

Cette première incision, qui a une forme semi-lunaire ou de croissant, dont les extrémités sont tournées comme Celse l'indique, *plaga lunata ad coxas spectantibus paululum*, comprend la peau et une partie des muscles sphincter cutané de l'anus et transverse du périnée; portant aussitôt dans le milieu de cette plaie l'extrémité du doigt indicateur, qui déprime toujours l'anus et écarte le rectum, l'opérateur se fraye avec la pointe du scalpel une route plus profonde, et parvient bientôt au-dessous du bulbe et à la portion membraneuse de l'urètre, qu'il distingue et reconnaît avec l'extrémité du doigt; il ne reste plus alors qu'à inciser cette portion de l'urètre, prolonger l'incision à droite et à gauche dans l'épaisseur de la prostate ; et cette partie de l'opération, qui est très-importante, peut s'exécuter par des procédés différens.

Si on a employé le cathéter ordinaire, on en fait incliner le manche fortement à droite, et on fait une incision sur la cannelure, que l'on peut prolonger aussitôt à gauche jusque dans l'épaisseur de la prostate ; puis on fait porter le manche du cathéter à gauche, et on fait une incision semblable à la portion droite de la prostate. Ces deux incisions latérales se feront plus facilement encore, et seront entièrement latérales, si le cathéter est creusé de deux cannelures, l'une à droite et l'autre à gauche. On pourrait aussi, pour remplir le même but, après avoir fait une première incision latérale à la portion membraneuse de l'urètre, y introduire une sonde cannelée droite, que l'on ferait parvenir dans la vessie ; et après avoir retiré le cathéter, on ferait, à l'aide de cette sonde droite, une incision latérale à droite et à gauche, qui comprendrait la prostate dans son épaisseur et son étendue.

On pourrait aussi, à l'aide de divers instrumens composés, tels que le lithotome caché et à double lame, comme celui de Fleurant, ou avec l'instrument que Louis avait proposé pour la taille des femmes, faire une double incision aux côtés de la prostate : mais comme le disait M. Chaussier, l'instrument le meilleur est l'intelligence, dirigée par une connaissance exacte de la situation et de la nature des parties.

Après cette double incision et vraiment latérale de la prostate, l'opération s'achève suivant les procédés généralement connus.

Les avantages de cette nouvelle méthode sont : 1°. D'ouvrir une route moins oblique, plus facile, plus droite, pour parvenir dans la vessie.;

2°. De n'intéresser aucune branche ou rameau d'artère, qui puisse fournir une hémorrhagie un peu considérable;

3°. De présenter une issue plus commode, plus libre, plus large, pour l'introduction des instrumens et l'extraction de la pierre;

4°. D'éviter d'une manière plus sûre l'incision des canaux éjaculateurs ; ce qui arrive souvent dans les méthodes généralement employées, dans lesquelles l'incision est toujours oblique au lieu d'être vraiment latérale.

Cette opération, basée sur l'interprétation exacte du passage de Celse, ne paraît pas avoir été essayée sur le vivant, du moins il n'existe aucun fait publié qui l'annonce. Ces premiers essais, qui semblent n'avoir eu pour témoins que des élèves particuliers de M. Chaussier, ne furent pas poursuivis, et ce savant professeur ne chercha point à leur donner plus de publicité; aussi n'étaient-ils rien moins que généralement connus, et personne, depuis cette époque, n'en avait fait mention, circonstance facile à expliquer quand on songe au titre (1) de la dissertation qui les renferme, et qui ne les indique en aucune manière.

Cependant, quelques années plus tard, lorsque Béclard faisait une étude approfondie de l'anatomie et de la chirurgie, il fut aussi frappé de ce passage de Celse, dont les traducteurs et les commentateurs ne lui donnaient aucune explication bien satisfaisante, et les opérations nombreuses qu'il pratiqua dès-lors sur le cadavre prouvent qu'il en avait saisi l'esprit dans le même sens que M. Chaussier; unanimité d'opinion qui ne peut que contribuer beaucoup à faire prévaloir l'explication qu'ils en ont donnée l'un et l'autre. Béclard fait, à cet égard, des réflexions qui ont une telle analogie avec celles de M. Chaussier, qu'on pourrait penser au premier abord que les expériences de ce savant professeur ne lui étaient pas étrangères, si le silence absolu qu'il garde

____

(1) *Propositions sur divers objets de Médecine.*

à ce sujet ne prouvait pas évidemment qu'il les ignorait complètement ; l'on sait, d'ailleurs, avec quelle juste impartialité il rapporta toujours les découvertes, quelles qu'elles fussent, à leurs véritables auteurs.

Il est donc démontré, pour moi, que Béclard et M. Chaussier ont, chacun de leur côté, interprété de la même manière le passage de Celse, qui avait été l'objet de tant de controverses chirurgicales, mais que l'antériorité de cette explication, qui est la véritable, appartient à Bromfield, qui a même donné une figure fort exácte de l'opération (1). Ce fut dans sa thèse (2), qu'il soutint sous la présidence de M. Chaussier, que Béclard consigna les recherches dont il est ici question : cette dernière circonstance n'achève-t-elle pas de prouver qu'il n'eût pas omis de rappeler que son maître avait fait avant lui les mêmes observations, s'il en avait eu connaissance? D'ailleurs, il m'a plusieurs fois entretenu de ce point de chirurgie, en me faisant observer que, s'il n'avait pas ignoré alors complètement les remarques et les expériences de Bromfield et de M. Chaussier, il n'eût pas

____

(1) *Loc. cit.*, Pl. XII.

(2) *Propositions sur quelques points de Médecine.* Août 1813,

cherché lui-même à dissiper l'obscurité qui couvrait ce passage de Celse. Au reste, c'est ce dont on est convaincu par la manière dont il s'exprime à cette occasion.

« Dans toutes les explications qu'on a données de ce passage, dit-il, on suppose qu'il s'agit d'une incision oblique ou courbe, mais dont les deux extrémités et la concavité sont dirigées d'un même côté ; tandis que, dans tous les textes à ma connaissance, il y a *ad coxas*, c'est-à-dire, aux os des hanches ou aux ischions qui en font partie, et que Celse n'en distingue point, et ne désigne nulle part sous un nom particulier ; de sorte que je crois qu'il s'agit d'une incision en croissant, faite au-devant de l'anus, et dont les cornes sont dirigées en bas ou en haut. Ce dernier sens paraît, au premier abord, plus probable ; mais le premier me semble plus raisonnable. En effet, il s'agit ensuite d'une incision transverse faite selon le texte : *Quâ strictior ima plaga est;* ce qui indique aussi bien que cette incision doit être faite dans la partie la plus profonde de la première incision que dans la partie inférieure, comme on le traduit ordinairement. Dans le texte de Valart, la place de la seconde incision est indiquée, *quâ resima plaga est*, dans la partie crochue de la plaie ; ce qui est favorable à mon opinion. Quoi qu'il en soit, au reste, que la concavité de l'incision soit en haut ou en bas, toujours me semble-t-il raisonnable et vrai de voir, dans ce passage de Celse, l'indication d'une première incision en croissant au-devant de l'anus, et d'une incision transversale jusqu'au col de la vessie, dans la partie moyenne de la première incision.

» La lecture de ce passage de Celse m'a déterminé à faire des essais sur le cadavre, pour découvrir sa méthode de pratiquer l'opération de la taille. Par ces recherches, je suis arrivé à inciser le col de la vessie d'une manière qui me semble présenter quelques avantages. Un cathéter étant introduit dans l'urètre (on sait que cela ne fait point partie de la méthode de Celse), je pratique au-devant de l'anus une incision courbe, dont les extrémités sont dirigées vers les ischions; dans la partie moyenne de cette incision, je cherche et j'incise sur la cannelure du cathéter la portion membraneuse de l'urètre; puis, par cette ouverture, j'introduis un instrument propre à faire une incision à-peu-près transversale au col de la vessie.

» Cet instrument est de plusieurs espèces. J'ai fait construire un gorgeret presque plane, dont les deux bords sont tranchans, dont le bouton où l'arête tient à la face convexe; je l'introduis, la concavité en bas.

» J'ai aussi fait exécuter un instrument analogue au lithotome caché du Fr. Cosme : c'est
un bistouri caché à deux lames. Ces deux lames
s'écartent l'une de l'autre et de la tige, de manière à se diriger en dehors et un peu en bas.
Si on trouve aux instrumens qui n'incisent le
col de la vessie qu'en sortant, un avantage absolu sur les autres, on préférera ce dernier.

» Je trouve à cette manière d'inciser le col
de la vessie des deux côtés et presque transversalement l'avantage de pouvoir faire au col de
la vessie et à la prostate une incision presque
double de celle qu'on y fait par l'incision ordinaire, en ménageant cependant une partie considérable de la base de la prostate, et en lui
laissant, par conséquent, tout le ressort nécessaire pour opérer la guérison de la plaie du col
de la vessie. Si on opposait à cette proposition
d'une incision presque transversale, l'impossi-
bilité de l'étendre assez pour retirer une grosse
pierre, je répondrais en disant que, dans le
procédé d'Hawkins, on fait aussi l'incision presque transversale ; et qu'on n'en fait qu'une ; et
que des chirurgiens fort habiles, que j'ai souvent vus opérer, pratiquent la taille latéralisée
exactement en travers, etc., etc. »

M. Béclard fit souvent mention de cette opération dans ses cours de chirurgie, et la prati-

qua , depuis , un grand nombre de fois sur le cadavre, en enseignant le manuel des opérations ; mais ce fut là que se bornèrent ses expériences. Néanmoins , quelque concluantes qu'elles fussent dans leurs résultats , quelques auteurs modernes ont pensé que l'interprétation du passage de Celse, d'après lequel on se dirigeait, n'était pas exacte , et que l'écrivain latin voulait que les cornes de l'incision fussent tournées vers l'aine. Cette opinion a été émise entre autres par MM. Bégin et Jourdan , dans l'article *Lithotomie* du Dictionnaire des Sciences Médicales. Cependant , je ne pense pas qu'on puisse prouver que l'explication admise par Bromfield , M. Chaussier et Béclard , soit fausse ou inexacte, en objectant simplement que les » Anciens croyaient généralement les plaies du » raphé très-dangereuses , et que tous prescri- » vent de ménager cette partie ; que, d'ailleurs , » il est presque impossible de pratiquer l'opé- » ration de la taille suivant ce procédé , sans » couper en travers la portion membraneuse » de l'urètre, repliée au-devant de la pierre (1).»

____

(1) *Journ. compl. du Dict. des Sc. méd.*, tom. III, pag. 184. S. A. Tůnck, *de l'Incision pratiquée par Celse dans l'opération de la Taille chez l'homme.* Strasbourg, 1818. (*Analyse.*)

Il suffit de rappeler les opérations pratiquées d'après cette méthode sur le cadavre, pour faire voir que cette dernière objection n'est pas fondée.

Ce procédé opératoire n'avait pas eu d'autres applications, et il était de nouveau retombé dans une espèce d'oubli, malgré les avantages qu'il présente, surtout sous le rapport de l'étendue de l'ouverture qu'on obtient par son moyen, lorsqu'en 1824 M. Dupuytren le mit en usage, pour la première fois, sur le vivant, et pratiqua la taille de cette manière, avec un succès complet, sur cinq individus affectés de la pierre. Il consigna les résultats qu'il venait d'obtenir, et qui achevaient de démontrer que l'explication du passage de Celse était exacte, dans un Mémoire qu'il lut à la section de Chirurgie de l'Académie royale de Médecine, le 15 juillet, mais qui n'est point encore publié. Je ne sais pas si cet habile chirurgien a apporté quelques modifications dans l'opération elle-même; mais ce qui est positif, c'est qu'en la pratiquant il fait au-dessus de l'anus une incision demi-circulaire, dont la partie moyenne correspond exactement au raphé du périnée, et dont les deux extrémités sont tournées en bas vers les ischions; la concavité de l'incision se trouve ainsi du côté de l'anus. Quant à la di-

vision du col de la vessie et de la prostate, il
se sert, pour la pratiquer, d'un lithotome caché
à double tranchant , à l'aide duquel on divise
transversalement la prostate de chaque côté (1).

L'heureuse issue de ces premières tentatives
rappela aussitôt à Béclard un procédé qu'il
avait négligé jusqu'alors ; aussi ne tarda-t-il
pas à opérer ainsi plusieurs individus dont la
guérison put être constatée par les membres de
la section de chirurgie, auxquels ils les présenta dans diverses séances (2).

Mais dans cette opération il ne suivit point
précisément la même marche qu'il avait indiquée dans sa thèse, tout en pratiquant *l'incision transversale ou bilatérale de l'orifice de la
vessie et de la prostate , incision qui constitue, à
proprement parler , cette nouvelle méthode.* Il
opérait de la manière suivante.

Le malade étant placé et maintenu comme
pour la taille latéralisée, Béclard introduisait le cathéter , qu'il ne faisait point tenir par
un aide ; il laissait cet instrument abandonné
à lui-même, parce qu'il pensait que la moindre
pression exercée sur des parties qui sont très-

---

(1) *Archiv. gén. de Méd.* , mai 1824 , pag. 159.
(2) Voy. *Archiv. gén. de Méd.* , tom. VII , pag. 139 , 309
et 310.

mobiles , pouvait déranger leurs rapports, qu'il était , au contraire, très-important de conserver. Il faisait alors l'incision des tégumens , comme on la pratique ordinairement dans la taille latéralisée , avec un bistouri à lame *fixe*, longue, très-forte, convexe et tranchant dans son tiers supérieur seulement. Ce bistouri , analogue à celui de Cheselden , et dont la forme est la même que celui de M. Dubois, n'en diffère qu'en ce que les deux tiers inférieurs de la lame sont arrondis *en feuille de sauge* , et forment ainsi un talon prolongé (1). Cette première incision terminée , il enfonçait l'instrument à gauche et en arrière du bulbe , en le dirigeant sur le doigt indicateur de la main gauche, pénétrait ainsi dans la portion membraneuse de l'urètre , en suivant la cannelure du cathéter , dont il saisissait alors la plaque, qu'il inclinait fortement sur l'aine droite , de sorte que sa

---

(1) *Voy.* la Pl. V , fig. 3. Cette modification dans la forme du talon de la lame du couteau de M. Dubois, est due à M. Sirhenry. L'instrument ne présente point ainsi de bord anguleux qui froisse les parties déjà irritées par le fait de l'incision, et la forme arrondie du dos de la lame rend plus facile son glissement dans la cannelure du cathéter.

cannelure et le tranchant du bistouri étaient dirigés presque transversalement à gauche (1). Il arrivait ainsi dans la vessie et agrandissait l'incision du col et de la prostate avec l'instrument qu'il faisait agir en sciant, et en le retirant dans la même direction qu'il lui avait donnée en entrant dans la vessie. Dans ce second temps de l'opération, il relevait le poignet, et donnait ainsi à la lame du bistouri une direction parallèle à l'axe de la prostate, de manière qu'il ne pouvait léser les vaisseaux éjaculateurs, et que sa pointe ne pouvait pas blesser le bas-fond de la vessie.

Dans beaucoup de cas, l'opération se bornait là, quand cette incision suffisait pour le passage facile de la pierre. Mais quand celle-ci était trop volumineuse, et qu'elle ne pouvait franchir cette ouverture, il introduisait alors un bistouri droit boutonné, à lame étroite, agrandissait d'abord la première incision, et, si elle ne suffisait pas, il faisait avec ce bistouri une seconde incision exactement transversale sur le côté opposé du col de la vessie et du corps de la prostate. Pour cette seconde incision, qu'il pratiquait toujours en retirant le

____

(1) Il y avait toujours une très-légère obliquité en bas.

bistouri , il conduisait l'instrument quelquefois sur une sonde cannelée , d'autres fois sur le gorgeret ou sur le doigt indicateur de la main gauche.

Chaque fois qu'il a ainsi pratiqué l'incision bilatérale du col de la vessie , il s'est toujours servi , préférablement au lithotome caché à double tranchant, d'un bistouri droit boutonné, parce que l'expérience lui avait prouvé qu'on apprécie bien mieux l'étendue de l'incision qu'on pratique , lorsque la main dirige immédiatement le tranchant de l'instrument : ce qui n'est pas quand on emploie le lithotome caché double , qui n'indique point d'une manière aussi précise la résistance des parties qu'on divise , et conséquemment les bornes où l'on doit s'arrêter ; opinion que M. le professeur Chaussier avait aussi formellement énoncée (1).

Dans toutes les opérations que nous avons vu pratiquer à Béclard, nous n'avons jamais observé d'hémorrhagie causée par la lésion de l'artère du bulbe. L'artère superficielle du périnée est la seule que nous ayons vue quelquefois ouverte par l'instrument. Quand cela avait lieu , il renversait aussitôt en dehors la lèvre de la plaie , mettait ainsi facilement à découvert cette branche artérielle , dont il fai-

____

(1) *Voy.* plus haut , pag. 230.

sait immédiatement la ligature avant de continuer l'opération.

On a pu voir par la description que je viens de donner de la manière dont Béclard pratiquait la taille, que dans les cas où il se bornait à une simple incision latérale du col de la vessie et du corps de la prostate, il donnait à cette incision une direction presque transversale, ainsi que le faisait Hawkins, direction qui présente de grands avantages, comme le prouvent les heureux résultats de la longue pratique de M. le professeur Boyer. En effet, c'est également ainsi que ce célèbre praticien opère depuis long-temps, mais en se servant du lithotome caché. Avant de retirer cet instrument, il appuie la partie concave de sa tige contre la branche du pubis droit, de manière que le tranchant de la lame se trouve tourné presque en dehors, et il le retire dans cette direction. Mais lorsqu'il juge, par la longueur dont l'instrument est sorti de la plaie, et par le défaut de résistance, que la prostate et le col de la vessie sont coupés, il cesse de presser sur la queue de la lame, afin que celle-ci rentre dans sa gaîne, et il retire ainsi l'instrument fermé (1).

_____

(1) Boyer, *Traité des Malad. chir.*, tom. IX, pag. 392. Paris, 1824.

Cette précaution, dit-il, est d'autant plus nécessaire, que si on laissait l'instrument ouvert, on couperait infailliblement les deux branches de l'artère honteuse interne. Depuis plus de dix ans qu'il se sert du lithotome caché de cette manière, il ne lui est jamais arrivé d'ouvrir une artère qui ait donné lieu à une hémorrhagie un peu considérable, tandis que cet accident est très-fréquent dans la manière ordinaire de se servir de cet instrument.

Outre cet avantage de la direction transversale donnée à l'incision, il y a encore celui de ne jamais intéresser l'intestin rectum ; accident très-grave, ajoute M. Boyer, qui laisse presque toujours une fistule urinaire et stercorale incurable, et qui a lieu plus souvent avec le lithotome caché, employé comme on le fait ordinairement, qu'avec les autres instrumens dont on se sert pour inciser la prostate et le col de la vessie. Dans cette manière d'employer le lithotome caché, l'incision intérieure est presque transversale, et forme un angle très-obtus avec l'incision extérieure ; mais cet angle s'efface aisément par la pression exercée avec le doigt, et n'oppose aucun obstacle à l'introduction de la tenette et à l'extraction de la pierre.

Comme je crois inutile d'insister davantage ici sur les avantages réels de la direction transversale donnée à l'incision profonde , soit dans la taille latéralisée ordinaire, soit dans la taille bilatérale, je vais rappeler d'une manière générale les circonstances de ce dernier mode opératoire.

Dans le premier temps de l'opération, qui consiste à découvrir la paroi inférieure de la portion membraneuse de l'urètre, sans léser le rectum et les deux artères honteuses (le cathéter a été préalablement introduit dans la vessie), on peut simplement faire une incision latérale, comme la pratiquait Béclard ; de cette manière on évite le bulbe de l'urètre, parce qu'on pénètre ainsi dans la portion membraneuse de ce canal en enfonçant le bistouri à gauche et derrière le bulbe.

On arrive encore au même résultat, en pratiquant une incision semi-lunaire, comme l'indiquait Celse, dont la partie moyenne répond à treize ou quatorze lignes au-devant de l'anus, et dont les extrémités sont dirigées de chaque côté vers les ischions, situées, par conséquent, entre l'anus et ces tubérosités. On conçoit que la forme de cette première incision , ainsi que le fait remarquer M. Senn (1) , variera selon

____

(1) *Recherches sur les différentes Méthodes de Taille sous-pubienne.* Dissertat. inaug. Paris , 1825.

l'écartement de ces deux tubérosités, et que, dans le cas où elles se trouveraient distantes de trois pouces neuf lignes ou quatre pouces, comme cela se rencontre quelquefois, il serait possible de la rendre beaucoup moins courbe. Les parties intéressées seulement d'un côté, quand on ne fait qu'une incision latérale, le sont ici des deux côtés; mais il est, de plus, très-difficile d'éviter la partie inférieure du bulbe, surtout chez les vieillards (1), où il offre souvent une dilatation très-grande et un allongement tel, qu'il est immédiatement uni à la partie antérieure de l'extrémité inférieure du rectum. Cet accroissement du bulbe s'observe surtout chez les individus dont la vessie a été irritée long-temps par un calcul petit et irrégulier, et conséquemment, ainsi, chez les sujets placés dans les circonstances qui exigent l'opération. Dans ce cas, si l'on veut chercher à éviter la lésion du bulbe en enfonçant le bistouri un peu plus bas, on court alors les risques de blesser l'intestin rectum.

On ne peut pas ici refouler le bulbe en haut, de même qu'on le déprime à droite dans la taille latérale, parce qu'il se trouve maintenu par un raphé aponévrotique à une distance

---

(1) *Voy.* Pl. VII, B.

fixe de l'anus. Cette circonstance, jointe à celle que je viens d'indiquer, avait fait penser à Béclard que la taille bilatérale avec l'incision semi-lunaire de Celse, ne devait être pratiquée que sur de jeunes sujets, parce que, chez eux, la portion bulbeuse de l'urètre est bien moins développée, et laisse un espace assez considérable entre sa partie inférieure et le rectum (1); d'un autre côté, comme la forme de cette incision extérieure ne lui semblait qu'une circonstance très-accessoire dans l'opération, il l'avait abandonnée, et ne pratiquait que l'incision latérale ordinaire, ainsi que je l'ai dit, laquelle était également applicable à tous les âges.

Ces diverses considérations sont suffisamment fondées, pour faire préférer généralement l'incision extérieure pratiquée latéralement, à l'incision semi-lunaire, dans l'opération de la taille simplement latéralisée ou dans la taille bilatérale.

Quant à la facilité d'éviter le rectum, en passant au-dessous du bulbe pour arriver à la portion membraneuse de l'urètre, elle est évidemment plus grande, quand on fait placer le malade, ainsi que le conseille M. le professeur

____

(1) *Voy.* Pl. V, c; Pl. VI, c.

Chaussier, c'est-à-dire, de manière que la tête soit plus basse que le bassin, afin que la région du périnée et de l'anus se présente dans toute son étendue, et que le pubis se trouve sur un plan à-peu-près horizontal. Dans cette situation, il est plus aisé à l'opérateur, dont le doigt indicateur, introduit dans le milieu de la plaie, déprime l'anus, de pénétrer au-dessous du bulbe avec la pointe du bistouri, et d'arriver ainsi à la portion membraneuse de l'urètre, qu'on incise un peu au-devant de la prostate et sur la cannelure du cathéter. M. Senn pense, avec raison, que l'incision de la portion membraneuse, faite pour y introduire le bistouri, doit être transversale, au lieu d'être longitudinale, parce qu'on ne peut lui donner cette dernière direction sans s'exposer à blesser le rectum, qui est dans ce point très-rapproché de l'urètre, et qui peut même se trouver immédiatement accolé à lui. Cette incision faite, on introduit alors dans la vessie, à l'aide du cathéter, qu'on tient de la main gauche et fortement incliné sur l'aine droite, un bistouri semblable à celui que j'ai décrit dans le procédé de Béclard, et l'on incise les deux côtés du col de la vessie et du corps de la prostate, soit horizontalement, soit un peu obliquement en bas, avec les précautions indiquées plus haut ; ou bien l'on emploie le lithotome à double tranchant, ou mieux le bistouri droit à tranchant convexe, et celui boutonné pour la seconde incision.

Il est facile d'indiquer d'une manière précise la profondeur qu'on peut donner aux deux incisions du col de la vessie et de la prostate, si l'on considère que dans les enfans, ainsi que Scarpa l'a reconnu (1), l'orifice de la vessie et la base de la prostate sont susceptibles d'une distension facile; que, chez les vieillards, l'orifice vésical et le *col de l'urètre* (2) sont généralement beaucoup plus larges que chez les adultes; que le diamètre du col de l'urètre, chez un homme de trente à quarante ans, a cinq lignes près de l'orifice de la vessie, tandis que la base de la prostate qui l'entoure a six lignes d'épaisseur, quelquefois huit et même neuf (3); que chez un adulte de taille moyenne, et de dix-huit à vingt-cinq ans, la base de la prostate a environ deux lignes de moins que chez un homme de quarante ans et d'une haute stature (4). D'après ces différentes proportions, qui indiquent suffisamment les différences d'é-

---

(1) Voy. le *Mémoire sur la Taille latérale*, pag. 8.
(2) *Voy.* la note ajoutée à la page 2 du même Mémoire.
(3) Senn, *Dissert. cit.*
(4) Voy. le *Mémoire sur la Taille latérale*, pag. 16.

tendue qu'on peut donner à chaque incision latérale du col et de la prostate, il est aisé de cal-
culer l'ouverture qui en résulte , y compris la
largeur du col de l'urètre et de l'orifice vésical.

M. Senn, dont on ne peut trop citer l'excel-
lente dissertation , dit d'une manière générale (1), et sans indiquer l'âge des individus,
que la portion prostatique de l'urètre lui a
paru avoir presque toujours les mêmes dimensions. Ordinairement, il a pu y introduire
assez facilement une sphère de quatre lignes de
diamètre, en la poussant de dedans en dehors ;
ce qui donne pour sa circonférence, douze
lignes environ. Suivant Scarpa (2), l'orifice de
la vessie d'un homme adulte présente une ouverture de cinq lignes de diamètre, ainsi qu'on
peut s'en convaincre sur le cadavre en enfonçant le bout du doigt par la cavité de la vessie dans le col de l'urètre.

D'après des expériences répétées sur le cadavre, M. Senn a reconnu que l'incision peut
avoir de chaque côté huit à neuf lignes au plus ,
de sorte qu'on obtient, y compris le diamètre
de la portion prostatique de l'urètre, qui a
quatre lignes, une ouverture de quatre pouces

---

(1) *Loc. cit.*, pag. 17.
(2) *Mém. cité*, pag. 4.

de circonférence, qui permet l'extraction d'un
sphéroïde de seize lignes de diamètre (1): on
conçoit que cette étendue de l'incision bilatérale transversale, indiquée d'une manière générale par M. Senn, doit nécessairement être
subordonnée aux circonstances que je viens
d'énumérer d'après Scarpa, et qu'il est inutile
de rappeler ici.

A cette occasion, M. Senn fait observer qu'il
existe une différence très-grande entre l'étendue
du débridement bilatéral transversal et celle du
débridement bilatéral oblique qu'on opérerait
en incisant la prostate à droite et à gauche de la
même manière qu'on l'incise à gauche seulement, dans la taille latérale ordinaire, c'est-à-
dire obliquement en bas. En effet, par ces deux
incisions on obtient un lambeau triangulaire
isocèle dont la base F G (2) a dix-huit lignes
d'étendue; ce lambeau, abaissé en devant, produit une ouverture triangulaire, dont le périmètre est formé par la base de dix-huit lignes, les
deux côtés de dix lignes chacun, ce qui fait vingt
lignes, et la moitié supérieure de l'urètre six
lignes; en tout, trois pouces huit lignes; ouverture qui, comme on le voit, est moindre

---

(1) *Voy.* Pl. V, fig. 2.
(2) *Voy.* Pl. V, fig. 2.

que celle qu'on obtient dans la taille bilatérale transversale; résultat auquel on est loin de s'attendre, et qu'on peut vérifier aisément (1). Ainsi, c'est sans aucun avantage qu'on produit un délabrement considérable, et qu'on pratique au col de la vessie une plaie, dont la réunion peut être fort difficile.

On a dû voir, d'après l'exposé du procédé opératoire de Béclard, qu'il ne pratiquait la taille bilatérale que lorsqu'il avait reconnu que le volume du calcul n'était point en rapport avec les dimensions de la simple incision latérale du col de la vessie et de la prostate, quoique le calcul fût cependant susceptible d'être extrait par la taille sous-pubienne; et comme il faisait toujours la première incision presque transversale, il en résultait donc positivement la taille bilatérale transversale, qui n'était ainsi qu'une modification ajoutée à sa manière ordinaire d'opérer.

M. Senn a décrit, sous le nom de *taille bilatérale modifiée*, une méthode entièrement semblable, et qui ne diffère de celle de Béclard, qu'en ce que la première incision du col de la vessie est plus oblique, et telle que la plupart des

---

(1) *Voy.* Pl. V, fig. 2.

chirurgiens la pratiquent dans la taille latéralisée ordinaire, au lieu d'être transversale. En
faisant ce rapprochement, je n'ai point l'intention d'enlever à M. Senn la priorité de cette
innovation, parce que je suis bien convaincu
qu'il ne connaissait pas les détails du procédé
opératoire qu'employait Béclard; mon intention est, au contraire, de rappeler à cette
occasion que les succès constans que cet habile
opérateur avait obtenus par ce procédé, étant
tout-à-fait applicables à la modification proposée par M. Senn, ils ne peuvent ainsi qu'en
prouver les avantages.

Quoique la taille bilatérale transversale paraisse devoir être préférée dans toutes les circonstances, cependant il peut arriver que le
calcul vésical soit peu volumineux, de sorte
qu'il ne soit pas nécessaire d'opérer le plus
grand débridement possible du col de la vessie.
C'est dans ce cas que M. Senn a pensé qu'il
pourrait être avantageux d'éviter la double incision, et de rendre ainsi la taille bilatérale
succursale de la taille latérale proprement dite.
Quand, après avoir pratiqué cette dernière opération, l'écartement des branches des tenettes
et le toucher ont fait reconnaître une pierre
volumineuse, par exemple, de dix-sept à dix-

huit lignes de diamètre dans tous les sens, on
opère un second débridement du col de la vessie
et de la prostate, de la manière suivante :

Les tenettes retirées avec précaution, pour
ne point changer les rapports ni confondre les
parties, on introduit le bec d'un cathéter dans
l'angle inférieur de la plaie de la prostate, et
on fait maintenir l'instrument dans cette position par un aide, afin de fixer le col de la vessie :
on porte alors le bistouri droit boutonné dans
la portion prostatique de l'urètre, et, dirigeant
son tranchant directement à droite, on incise
transversalement de ce côté l'urètre, le col et
la prostate. (C'est également avec le même bistouri droit boutonné, qui est, suivant M. Senn,
préférable à tout autre instrument, qu'on fait
la première incision oblique et latérale du col de
la vessie et de la prostate.) Ces parties incisées,
l'opérateur s'arrête, retire l'instrument sans
aller plus loin, de telle sorte que la plaie des
tégumens n'est pas augmentée. Dans le cas où il
paraîtrait plus convenable d'en agir autrement,
on conçoit aisément que rien ne serait plus
facile ; mais comme les parties situées au-devant
de la prostate sont très-susceptibles de distension, il est inutile d'agrandir la première incision. Ainsi, l'on voit qu'ici, comme dans le
procédé de Béclard, on se borne également

à la simple incision latérale des tégumens, au lieu de l'incision demi-circulaire.

Les deux incisions partant de l'urètre, l'une à gauche obliquement en bas, et l'autre horizontalement à droite, on obtient une plaie D C G (1), qui fournit une ouverture ovalaire, oblique de droite à gauche et de haut en bas, dont le périmètre est de cinquante-deux lignes (l'incision oblique peut avoir de dix à onze lignes de longueur), par conséquent plus grande que toutes celles obtenues par les autres tailles, ouverture qui peut livrer passage à une sphère de dix-huit lignes de diamètre. Un calcul d'un volume plus considérable ne peut être extrait par la taille sous-pubienne, suivant M. Senn, à moins de déchirer les parties et de causer des accidens consécutifs le plus souvent funestes. Dans les cas où la grosseur de la pierre dépasse celle qu'on vient d'indiquer, il peut être avantageux de recourir à l'emploi méthodique des instrumens destinés à briser les calculs vésicaux (2), qu'on retire alors par fragmens et sans effort ; car il est toujours dangereux de tirer

---

(1) Pl. V, fig. 2.

(2) Leroy (d'Étiolles), *Exposé des divers procédés employés jusqu'à ce jour pour guérir de la pierre sans avoir recours à l'opération de la taille.* Paris, 1825. Un vol. in-8°. avec fig.

avec effort sur les tenettes dans cette partie importante de l'opération, quel que soit l'écartement
des branches. En faisant usage des instrumens li-
thontripteurs, l'opération est plus longue, mais
elle est moins douloureuse et moins meurtrière.

On sait, en effet, que l'extraction est quelquefois le temps le plus difficile de l'opération
de la taille, et que souvent ce sont les manœuvres
employées pour amener la pierre au dehors, auxquelles il faut attribuer les accidens qui survien-
nent consécutivement. Fréquemment, les douleurs aiguës qu'endure le malade dépendent du
défaut de proportion entre le volume du calcul et
l'étendue de l'incision intérieure; mais comme
l'opérateur ne peut juger de la grosseur de la
pierre que d'une manière approximative, ces
douleurs deviennent inévitables.

Dans l'intention d'obvier en partie à ce grave
inconvénient, mon collègue et mon ami, M. le
docteur Robin (1), a imaginé de placer dans l'é-
paisseur des branches des tenettes une mesure de
proportion de deux pouces de longueur ; elle est
placée sur les branches, à une distance du clou
égale à la longueur des cuillers. Il résulte de
cette disposition, que l'écartement des branches

____

(1) Voy. *Dissertation sur la Lithotomie* ; par Robin, de
Saint-Saturnin (Maine-et-Loire). Paris, mai 1820, avec fig.

vis-à-vis la mesure, est exactement le même que celui de l'extrémité des mors.

On juge ainsi du volume de la pierre, ou au moins de l'étendue de l'écartement des mors : avec cette connaissance, on peut éviter au malade de violentes douleurs, parce qu'on peut alors agrandir convenablement l'incision. Cette mesure peut s'enlever et être replacée à volonté; elle ne nuit en rien à l'introduction des tenettes, et n'en change nullement la forme, ainsi qu'on le voit sur la Figure jointe à la dissertation que je viens de citer.

Quelque ingénieuse que soit cette modification, ses avantages ne sont cependant pas aussi positifs qu'ils paraissent l'être au premier abord: on conçoit, en effet, qu'il faudrait qu'on pût toujours saisir la pierre le plus convenablement possible, pour que l'écartement des branches de l'instrument donnât la juste mesure des dimensions du calcul. Mais un grand nombre de circonstances s'opposent à ce que cette appréciation puisse être rigoureuse. Si le calcul est d'une forme irrégulière, et qu'il présente une extrémité renflée et une autre plus rétrécie (comme celui qui est représenté Planche IV, fig. 3, par exemple), et qu'on vienne à le saisir par cette dernière, l'écartement des mors n'indiquera aucunement les dimensions du plus grand diamètre de la pierre. Il en sera de même si la pierre, ovoïde et aplatie, est saisie par son plus petit diamètre. Le calcul peut être aussi très-petit, et déterminer néanmoins un écartement considérable des branches, s'il vient à s'engager entre la base des mors, près leur entrecroisement, etc., etc. Ces différentes circonstances n'empêchent pas pourtant que cette mesure de proportion ne soit avantageuse dans certains cas.

Ainsi que je l'ai dit plus haut, la taille bilatérale transversale n'expose à aucune hémorrhagie inquiétante, et nous n'avons jamais vu que l'artère superficielle du périnée qui ait été ouverte. Je ne rappellerai pas ici la manière dont Béclard en faisait la ligature. On ne peut risquer d'intéresser l'artère honteuse elle-même, quand on a soin de bien s'assurer de la disposition du détroit inférieur du bassin avant de commencer l'opération, et de prendre ses mesures convenablement. On est encore plus sûr d'éviter cet accident, quand on se sert du bistouri droit boutonné au lieu du lithotome caché à double tranchant.

L'incision oblique et latérale des tégumens est plus avantageuse que l'incision semi-lunaire pratiquée au-devant de l'anus, et dont nous avons démontré les inconvéniens. Quant à la

lésion des réservoirs et des conduits spermati-
tiques , elle n'est nullement à craindre , parce
que ces derniers surtout occupent la portion
moyenne de la prostate, qui n'est jamais inté-
ressée.

Le procédé opératoire met également toujours à l'abri de la lésion du rectum , et l'on ne
peut pas lui comparer , sous ce rapport, la
taille latéralisée ordinaire , dans laquelle on se
rapproche souvent beaucoup de cet intestin.

Nous avons vu combien l'ouverture qui résulte de la taille bilatérale est plus grande que
celle de la taille latérale proprement dite. Or,
comme la contusion et les déchirures des bords
de la plaie sont toujours produites par la dispro-
portion qui existe entre les dimensions du calcul
et celles de cette ouverture, il en résulte que
les accidens qui en sont la suite doivent être ici
comparativement moins fréquens : c'est, en effet,
ce que l'expérience a démontré. Enfin, d'après les
calculs exposés précédemment , il est probable
que la taille *bilatérale modifiée* de M. Senn offre
encore plus de chances heureuses , puisqu'elle
fournit une ouverture plus grande que celle
produite par la taille bilatérale transversale.

Ces diverses observations suffisent , je pense,
pour prouver que cette nouvelle méthode
expose le moins aux accidens consécutifs

qu'on observe quelquefois après les autres opérations de taille. Je terminerai par une remarque qu'avait faite Béclard, et qui ajoute encore un avantage à ceux que présente ce procédé opératoire; c'est qu'on obtient constamment par ce moyen une réunion immédiate de la plaie en très-peu de temps, et qu'ordinairement quelques jours suffisent pour la cicatrisation complète. Chez un jeune homme de dix-neuf ans, entre autres, la réunion de la plaie intérieure était telle, *deux heures* après l'opération, que le malade urina par la verge, et que depuis ce moment jusqu'à l'entière guérison l'urine ne passa que par le canal de l'urètre et nullement par la plaie. Le calcul, qui était irrégulièrement ovoïde, avait deux pouces de long et un pouce et demi dans son diamètre transversal (1).

---

(1) En achevant ce mémoire, j'ai cru qu'il ne serait pas hors de propos de rapporter l'observation suivante, recueillie à la maison royale de Santé, par M. Cassan, élève interne des hôpitaux de Paris : elle est relative à l'extraction d'un calcul vésical engagé en partie dans l'uretère, chez une femme que Béclard opéra trois fois de la taille, et chez laquelle la pierre présenta deux fois cette disposition singulière, et d'autant plus remarquable, que ce fut toujours du même côté. Ledran a rapporté dans les mémoires de l'Académie royale de Chirurgie, l'exemple d'un calcul engagé ainsi dans un des uretères; Desault en a fourni un autre. Il se servit, pour inciser la paroi antérieure de l'uretère d'un kyotome, qu'il employait d'ailleurs pour couper les brides dans l'intestin rectum. (*Journal de Chirurgie.*) Voici le fait observé par Béclard.

Une femme de la campagne, d'environ trente-six ans, fut opérée de la taille pour la troisième fois, dans l'espace de quatre ans et demi (en février 1822), à la maison de Santé. La première fois, la pierre était friable; l'opération fut simple. Un an après, à la seconde opération, qui fut encore pratiquée par Béclard, il reconnut qu'une portion de la pierre était chatonnée dans l'uretère droit; il incisa ce canal sur la pierre, la saisit et l'amena au-dehors. Dans l'intervalle de ces deux opérations la malade n'avait pas cessé de souffrir un seul instant dans la région de la vessie, et de rendre involontairement ses urines. Pendant les deux premières années qui suivirent la seconde opération, cette femme ne ressentit aucune atteinte de sa maladie habituelle; mais bientôt de nouvelles douleurs, accompagnées de l'impuissance de retenir ses urines, qui s'écoulaient continuellement, et quelquefois mêlées de sang, lui révélèrent l'existence d'un nouveau calcul, qu'elle garda encore dix-huit mois, après lesquels Béclard l'opéra pour la troisième fois. Cette troisième opération fut longue et douloureuse.

La paroi antérieure du canal de l'urètre et la vessie ayant été incisées, une pierre fut extraite : elle était friable et se brisa en trois ou quatre fragmens. Béclard se servant de son doigt comme d'une sonde exploratrice, reconnut qu'il n'avait obtenu qu'une portion du calcul, dont le reste se trouvait engagé, comme la seconde fois, dans l'uretère droit, et remontait à quinze ou dix-huit lignes dans ce conduit dilaté : il fit une première incision, puis une seconde (l'autre n'ayant pas suffi pour dégager le calcul), en glissant son bistouri boutonné entre la pierre et l'uretère qu'il divisa. N'ayant pu réussir à saisir le calcul avec les tenettes, il parvint à le culbuter à l'aide du bouton, qu'il porta derrière lui, et à l'amener dans la vessie et l'extraire de la sorte. Le calcul avait à-peu-près la forme d'un équerre, dont l'angle correspondait à l'insertion de l'uretère dans la vessie. La partie contenue dans la vessie était plus grosse que la portion engagée dans l'uretère : cette dernière avait le volume d'une forte aveline, était *dure* et douce au toucher.

Cette femme sortit dix-huit jours après l'opération, parfaitement guérie et sans avoir éprouvé aucune espèce d'accidens consécutifs.

FIN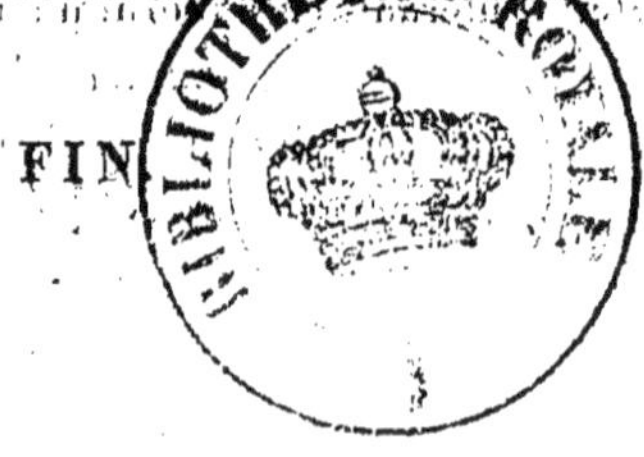

EXPLICATION

DES PLANCHES.

PLANCHE I.

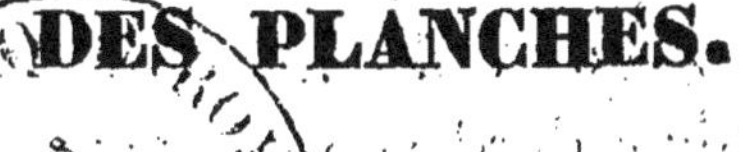

Fig. I. Le gorgeret d'Hawkins modifié, vu du côté de sa face postérieure.

a, a. La gouttière.

b. Le manche.

c. Le bec, ou l'extrémité de l'instrument.

d, e. La lame tranchante.

Fig. II. L'instrument vu du côté de sa face antérieure.

Fig. III. Le même instrument vu de profil.

Fig. IV. Coupe verticale de cet instrument, qui fait voir l'inclinaison de la lame tranchante sur l'axe longitudinal de la gouttière et du col de l'urètre.

PLANCHE II.

Fig. I. *Trois-quarts bistouri* du frère Cosme.

a. Tige de l'instrument.

b. Le bistouri attiré hors de la rainure creusée dans la tige.

Fig. II. Sonde à dard vue de face.

a a, b b. Gouttière que présente la sonde.

    c. Stylet dont la terminaison constitue la sonde à dard.

Fig. III. Sonde à dard vue de côté.

Fig. IV. Couteau dont on se sert pour inciser la paroi antérieure de la vessie.

Fig. V. Crochet *suspenseur* de la vessie. (*Voy.* l'ouvrage cité du frère Cosme, Pl. II, Fig. 4.)

PLANCHE III.

Fig. I. Taille *latérale* pratiquée avec le gorgeret tranchant, dont la lame est inclinée sur l'axe de la gouttière, sous un angle de 69°.

    a. Portion membraneuse de l'urètre incisée *latéralement* : elle paraît ici en grande partie recouverte par les glandes de Cowper, parce qu'on les a détachées du bulbe de l'urètre, auquel elles sont unies par des fibres celluleuses.

b, b. Base de la prostate, qui est inclinée du côté droit du bassin.

    c. Côté ou bord gauche de la portion antérieure de la prostate.

d. Taille *latérale* faite avec le gorgeret modifié.

e, e. Glandes de Cowper, qui sont rarement bien apparentes. (*Voy.* Morgagni, *Advers. anat. IV, Animadvers. XV.*)

f. Bulbe de l'urètre rempli par la matière de l'injection.

g. Corps caverneux de l'urètre qui est aussi injecté.

h. Corps caverneux gauche du pénis, également distendu par l'injection.

i. Vessie qui est inclinée du côté droit du bassin.

k, k. Vésicules séminales.

l. Uretère gauche.

m, m. Vaisseaux déférens.

n. Portion du bord gauche de la prostate voisine de la base de cette glande, et que le tranchant du gorgeret ne divise point à l'extérieur.

La petite ligne indique le trajet presque droit que parcoure le tranchant du gorgeret, à partir de la portion membraneuse de l'urètre jusqu'à l'orifice de la vessie, dans la taille latérale.

Fig. II. Orifice de la vessie vu du côté de la
cavité de cet organe, tel qu'on le
trouve après avoir pratiqué la taille
latérale avec le gorgeret tranchant.

a , a.   Vessie ouverte *antérieurement.*

b.   Orifice de la vessie.

c.   Extrémité de l'incision faite par le
tranchant de l'instrument à la partie
latérale gauche de l'orifice de la vessie.

d , d.   Ouvertures des urètères dans la vessie.

e , e.   Vaisseaux déférens.

Fig. III. Ouverture longitudinale de la portion antérieure ou supérieure de
la prostate, qu'on a faite après
avoir pratiqué la taille recto-vésicale, et qui fait voir la lésion des
vaisseaux éjaculateurs, en même
temps qu'elle rend manifeste la différence d'épaisseur des parties antérieure et postérieure de cette
glande.

a.   Orifice de la vessie.

b , b.   Incision longitudinale de la portion
supérieure de la prostate, qui démontre que, dans ce sens, cette
glande est des deux tiers moins
grosse que dans sa partie inférieure
ou postérieure.

d.   Lésions des vaisseaux éjaculateurs.

e, e.   Partie postérieure de la base de la
          prostate.

f, f.   Bulbe de l'urètre.

g.   Bougie introduite dans l'urètre.

PLANCHE IV.

Fig. I. Taille recto-vésicale de la portion
          membraneuse de l'urètre et de la
          prostate.

a.   Portion membraneuse de l'urètre di-
          visée *verticalement.*

b, b.   Portion postérieure de la prostate,
          qu'on a ouverte aussi *verticalement.*

c, c.   Partie postérieure de la base de la
          prostate.

d.   Vessie inclinée du côté droit du
          bassin.

e, e.   Vésicules séminales.

f.   Bulbe de l'urètre gonflé par la ma-
          tière de l'injection.

g.   Corps caverneux de l'urètre injecté
          de cire.

h.   Corps caverneux *gauche* du pénis
          également injecté.

i.   Corps caverneux *droit* du pénis.

k. Ligne *ponctuée* qui indique le trajet courbe que le doigt parcoure de bas en haut, ainsi que les instrumens, pour pénétrer de la portion membraneuse de l'urètre à l'orifice de la vessie.

l, l. Vaisseaux déférens.

Fig. II. Dans cette figure, on a conservé la situation naturelle et relative de l'orifice de la vessie et de la prostate avec l'arcade et les branches descendantes du pubis : on voit ainsi, après l'incision recto-vésicale prolongée jusqu'à l'orifice de la vessie, le trajet long et courbe que doivent parcourir les tenettes, à partir de la portion membraneuse de l'urètre, en remontant vers l'orifice de la vessie.

a. Portion membraneuse de l'urètre incisée *verticalement*.

b, b. Partie postérieure de la base de la prostate.

c, c. Taille *verticale* de la portion postérieure de la prostate ; épaisseur considérable des bords de la plaie, comparativement à celle que présentent les lèvres de l'incision de la

partie antérieure de cette glande.
(*Voy*. pl. III , fig. 3 , b , b.)

d.   Orifice de la vessie.

e.   Conduit éjaculateur du côté gauche ,
qui a été coupé obliquement.

Ce conduit, ainsi que celui du
côté opposé , avait été injecté de cire
avant qu'on eût pratiqué la taille
recto-vésicale.

f.   Conduit éjaculateur du côté droit ,
qui n'a pas été blessé dans l'incision recto-vésicale.

g.   Vésicule séminale *gauche.*

h.   Vésicule séminale *droite.*

i, i.   Vaisseaux *déférens.*

k.   Face postérieure et bas-fond de la
vessie inclinés du côté droit du
bassin.

l.   La direction du conduit éjaculateur
gauche qui a été coupé indique les
parties qui doivent être nécessairement intéressées, quand la taille
recto-vésicale s'étend de la portion
membraneuse de l'urètre au bas-
fond de la vessie inclusivement : on
voit que l'une des vésicules séminales et le conduit *déférent* correspondant se trouvent exactement

dans le trajet que parcoure alors l'instrument.

m.   Bulbe de l'urètre distendu par l'injection.

n.   Branche *transversale* de l'os pubis.

o.   Branche *descendante* du même os.

p.   Portion *ascendante* de l'ischion droit.

Fig. III. Calcul extrait du col de l'urètre. (*Voyez* l'observation rapportée pag. 177.)

PLANCHE V.

Fig. I. Coupe latérale du bassin, chez un enfant de cinq ans, faite en dehors et du côté gauche de l'os sacrum, et qui montre les rapports du bulbe de l'urètre avec l'intestin rectum; de la prostate et de la vessie avec ce même organe, et de la vessie avec la face postérieure du pubis.

A.   Corps caverneux du côté gauche, coupé dans la partie inférieure.

B.   Portion bulbeuse de l'urètre.

C.   Portion membraneuse du canal de l'urètre.

D.   Prostate.

E.   Vésicule spermatique du côté gauche.

F. Prolongement cellulo - fibreux , qui mesure la distance qui sépare la partie inférieure du bulbe de l'intestin rectum , et derrière lequel on voit l'intervalle qui existe entre cet intestin et la portion membraneüse de l'urètre.

G, G. Espace celluleux indiqué par Scarpa, et qui sépare la face postérieure du pubis , de la partie antérieure de la vessie.

G'. Ligament pubio-prostatique.

I. Section de l'os pubis.

J. Conduit déférent.

K. Uretère.

L, L. Intestin rectum.

M. Ouverture de l'anus.

N. Sacrum.

O. Coccyx.

Fig. II. J'ai fait représenter cette figure du périnée d'après le dessin qui est joint à la thèse de M. Senn : elle représente la face périnéale du détroit inférieur du bassin , et montre les rapports de la prostate , vue d'avant en arrière , avec les branches du pubis et des ischions, ainsi qu'avec le rectum. Différentes lignes indiquent le trajet des incisions diverses qu'on pratique dans l'épaisseur de cette glande, en exécutant les tailles sous-pubiennes. Le périnée est présenté dans la situation où il se trouve quand on pratique cette opération.

A, A.   Branches descendantes des os pubis.

B, B.   Prostate.

C.   Ouverture du canal de l'urètre.

D, E.   Ligne transversale qui indique le trajet de l'incision dans la taille bilatérale transversale.

C, G.   Ligne oblique, qui indique le trajet de l'incision dans la taille latéralisée ordinaire.

C, H.   Trajet de l'incision dans la taille rectovésicale, et qui fait voir en même temps que la distance de cette partie de la circonférence de la prostate à l'urètre, est plus grande que celle qui sépare ce canal du point correspondant, mais supérieur (*K*).

C, F.   Trajet de l'incision oblique droite dans la taille bilatérale oblique (*Voyez* page 252).

C, K.   Distance de l'urètre à la partie moyenne

et supérieure de la circonférence de la prostate.

C, L. Distance qui sépare le canal de l'urètre de l'arcade sous-pubienne, et qui correspond inférieurement à un écartement assez grand des branches de l'ischion. (*Voyez* pag. 119, *Mémoire sur la Taille recto-vésicale.*)

I. Rectum.

J. Coccyx.

Fig. III. Bistouri de Béclard pour l'opération de la taille.

A, A. Manche de l'instrument.

B. Talon prolongé de la lame qui est arrondi en *feuille de sauge.*

C. Tiers supérieur de la lame, dont le côté convexe est tranchant, tandis que le côté opposé, qui se continue avec le dos de l'instrument, est arrondi pour glisser dans la cannelure du cathéter.

PLANCHE VI.

Cette figure représente une coupe latérale gauche du bassin d'un adulte âgé de vingt ans, qui divise en même temps la vessie, le

canal de l'urètre et le bulbe, par leur milieu, et met à découvert la moitié droite de la
cavité de l'intestin rectum.

A.   Section de la racine du corps caverneux du côté gauche.

B.   Canal de l'urètre.

C.   Bulbe de l'urètre.

C^2.   Prolongement fibreux qui unit la partie inférieure du bulbe au rectum,
et qui mesure en même temps
l'espace qui les sépare, et qui est
ici assez considérable ; disposition
favorable à l'incision semi-lunaire
des tégumens dans l'opération de
la taille bilatérale.

D.   Portion membraneuse de l'urètre.

E.   *Col de l'urètre* et orifice de la vessie.

F.   Partie inférieure de la prostate.

F'.   Portion supérieure de la prostate,
qui embrasse le col de l'urètre.

G.   Cavité de la vessie.

H.   Espace triangulaire signalé par Scarpa,
et qui est rempli de tissu cellulaire, mêlé de tissu adipeux dans
les sujets qui ont de l'embonpoint.
C'est cette disposition qui favorise
surtout la taille hypogastrique et

qui empêche qu'on ne pénètre dans la cavité du péritoine, en enfonçant l'instrument pour inciser la vessie.

I. Symphyse du pubis.

J. Repli du péritoine qui s'enfonce entre le rectum et la vessie.

K, K. Section verticale de l'os sacrum et des dernières vertèbres lombaires.

L, L. Intestin rectum.

PLANCHE VII.

Cette planche représente une coupe semblable à celle qui est figurée pl. V (fig. 1) ; elle a été faite sur le bassin d'un homme âgé de cinquante à soixante ans, et fait voir combien le bulbe de l'urètre prend d'accroissement avec l'âge , et comment il s'allonge de telle sorte, que sa partie inférieure est immédiatement unie à l'intestin rectum , et s'oppose conséquemment à ce qu'on puisse pratiquer une incision profonde au-devant de l'anus sans couper en travers le bulbe de l'urètre.

A. Bulbe de l'urètre dont le développement est considérable.

B. Partie inférieure du bulbe qui est adhérente à la partie supérieure de la circonférence du rectum.

C.   Portion membraneuse de l'urètre.

C'.   Prostate qui embrasse inférieurement
le col de l'urètre.

D.   Ligament pubio-prostatique.

E.   Espace triangulaire qui sépare la partie antérieure de la vessie de la face
postérieure du pubis.

F.   Vessie.

G.   Section de l'os pubis.

H.   Vésicule séminale.

I.   Uretère.

J, J. Intestin rectum.

K.   Surface articulaire latérale de l'os sacrum.

L.   Orifice de l'anus.

FIN DE L'EXPLICATION DES PLANCHES.

TABLE

DES MATIÈRES.

—

FIN DE LA TABLE DES MATIÈRES.

Imprimerie de GUEFFIER, rue Guénégaud, n°. 51.

Pl. 1.
Fig. 2.
Fig. 1.
Fig. 3.
D
E
A
C
B
A
Fig. 4.
69°
B.R
Lith. de C. Motte

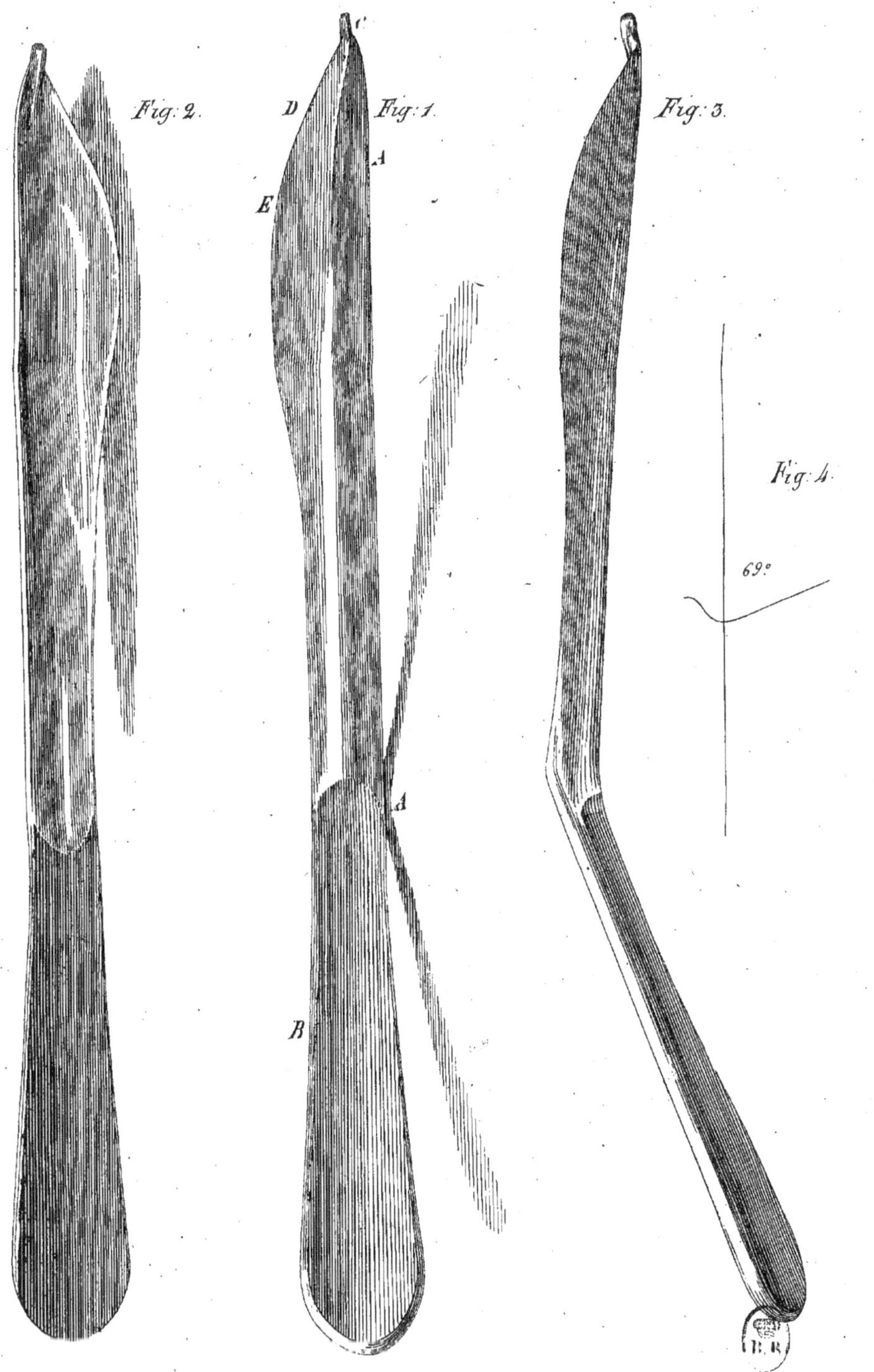

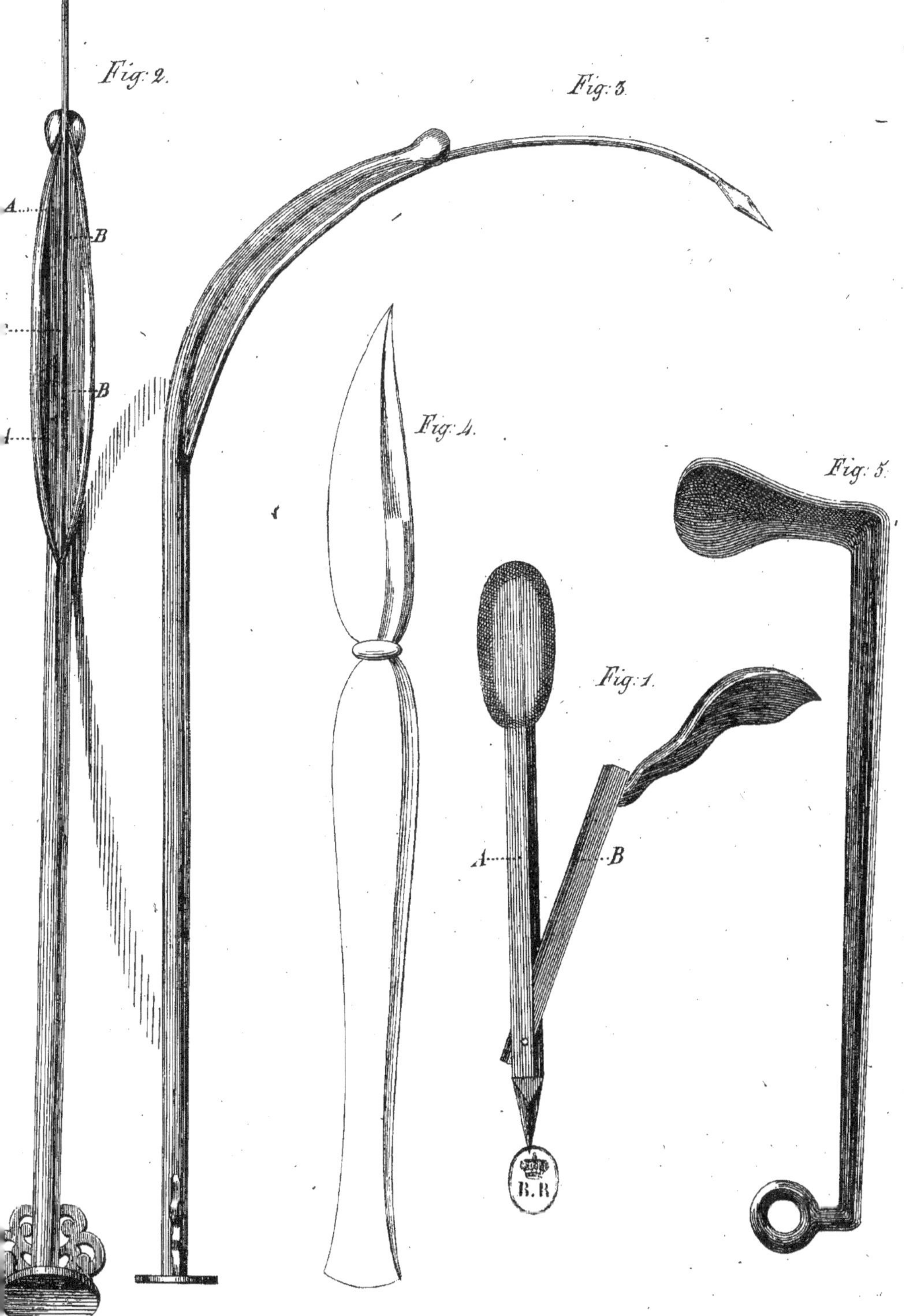
Pl. 2.
Fig: 2.
Fig: 3.
Fig: 4.
Fig: 5.
Fig: 1.
A
B
B
A
B
A
B
B.R

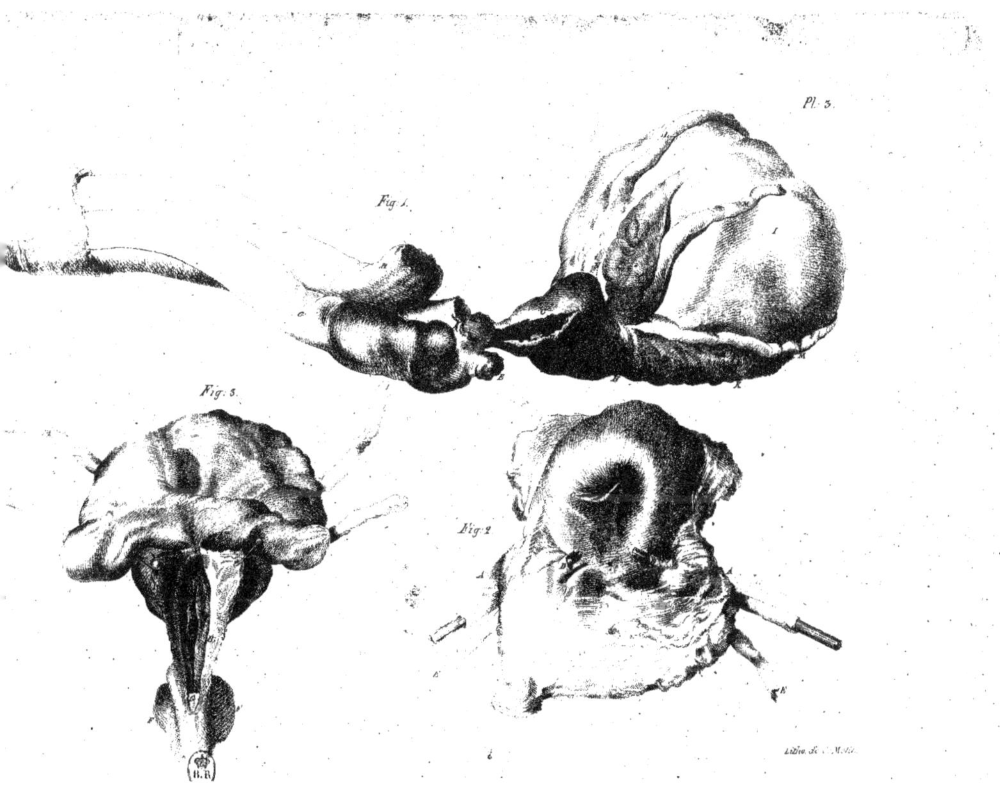

Pl. 3.
Fig. 1.
Fig. 3.
Fig. 2.

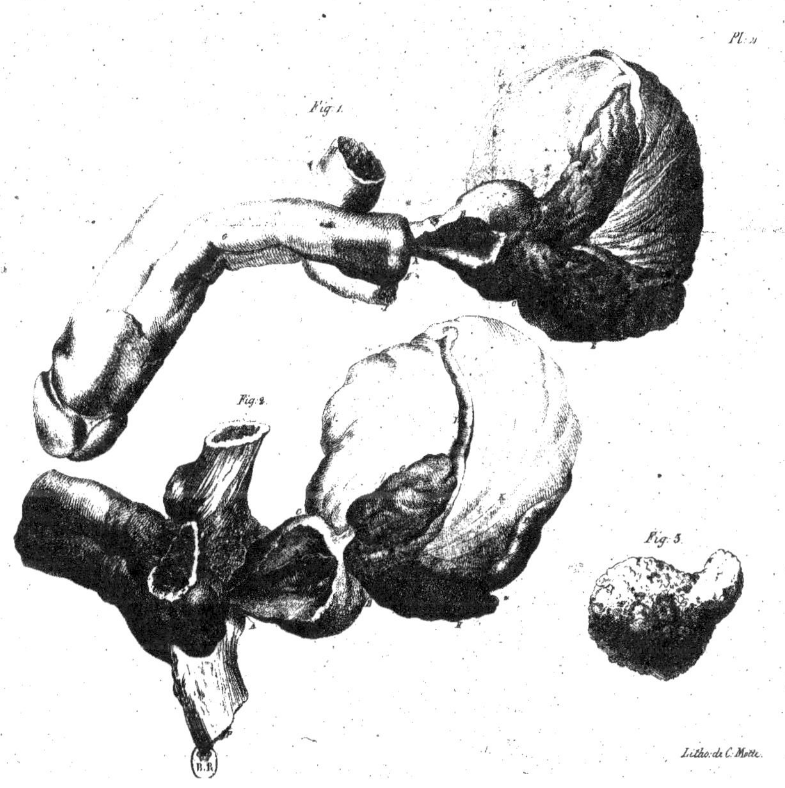

Pl. 11
Fig. 1.
Fig. 2.
Fig. 3.
Litho. de C. Motte.

Pl. V.
C
B
Fig: 3.
A,
A

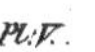

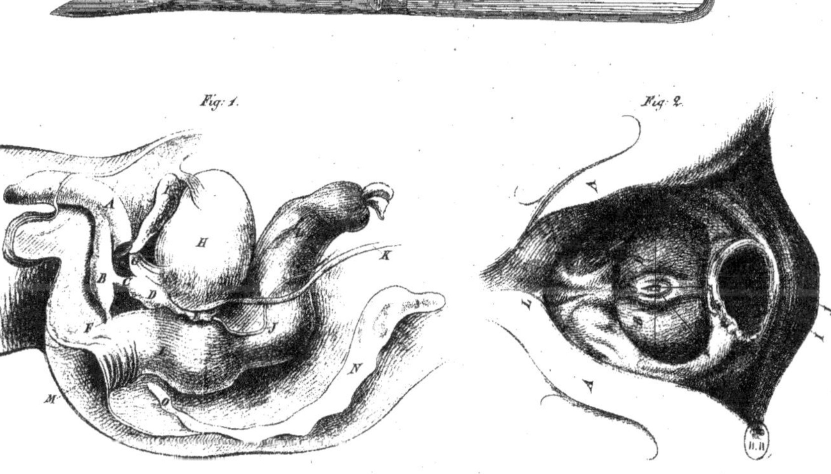

Fig: 1.
A
H
K
B
D
F
J
M
O
N
Fig: 2.
A
L
L
A
A
I J
I
B.B

Boulland del.
Litho de C.Motte.

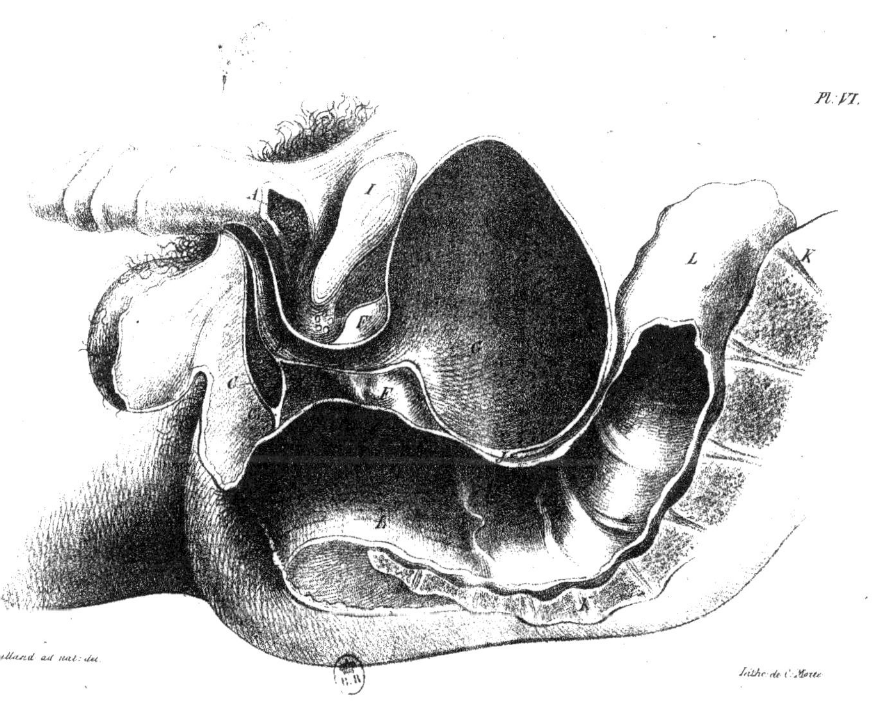

A
I
C
O
F
D
B
L
K

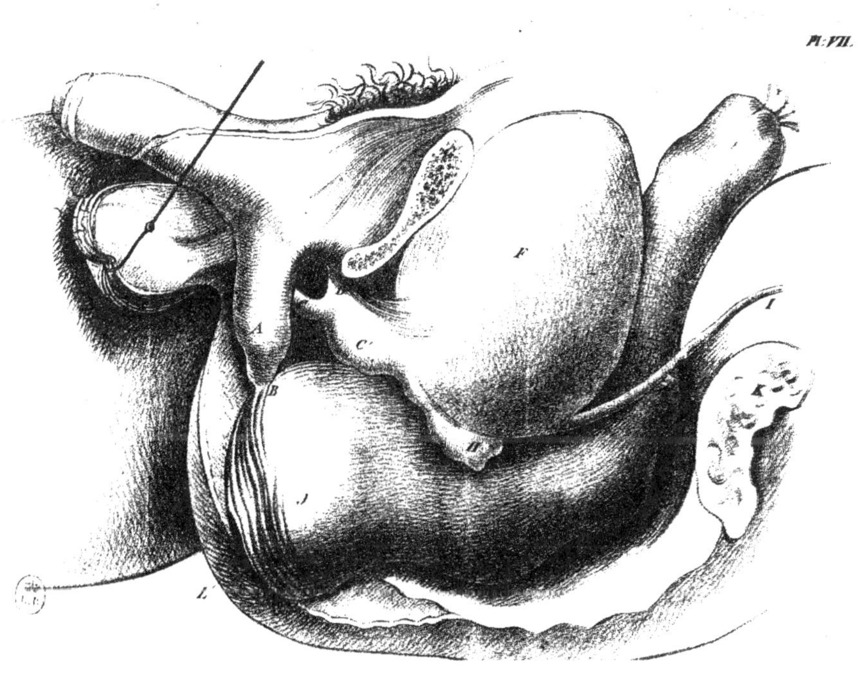